高 等 医 学 院 校 教 材

# 组织学读片

主 编◎王 琦 韩云志 卢小康

郑州大学出版社

**图书在版编目(CIP)数据**

组织学读片 / 王琦,韩云志,卢小康主编. — 郑州:郑州大学出版社,2023. 9
ISBN 978-7-5645-9917-1

Ⅰ. ①组… Ⅱ. ①王…②韩…③卢… Ⅲ. ①人体组织学 Ⅳ. ①R329

中国国家版本馆 CIP 数据核字(2023)第 175455 号

组织学读片
ZUZHIXUE DUPIAN

| 策划编辑 | 李龙传 | 封面设计 | 陈　青 |
| --- | --- | --- | --- |
| 责任编辑 | 吕笑娟 | 版式设计 | 陈　青 |
| 责任校对 | 张　楠 | 责任监制 | 李瑞卿 |

| 出版发行 | 郑州大学出版社 | 地　　址 | 郑州市大学路40号(450052) |
| --- | --- | --- | --- |
| 出版人 | 孙保营 | 网　　址 | http://www. zzup. cn |
| 经　销 | 全国新华书店 | 发行电话 | 0371-66966070 |
| 印　刷 | 河南文华印务有限公司 | | |
| 开　本 | 787 mm×1 092 mm　1 / 16 | | |
| 印　张 | 7.75 | 字　　数 | 186 千字 |
| 版　次 | 2023 年 9 月第 1 版 | 印　　次 | 2023 年 9 月第 1 次印刷 |
| 书　号 | ISBN 978-7-5645-9917-1 | 定　　价 | 49.00 元 |

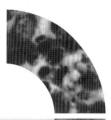
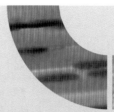
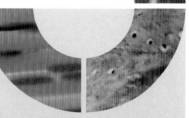

# 编委名单

主　　编　王　琦　韩云志　卢小康

副主编　张　娜　王　镓　董倩倩

　　　　　于世奇　陈　婷　田燕歌

编　　者　王　琦　韩云志　卢小康　张　娜

　　　　　王　镓　董倩倩　于世奇　陈　婷

　　　　　田燕歌　栗彦芳　董玉琼

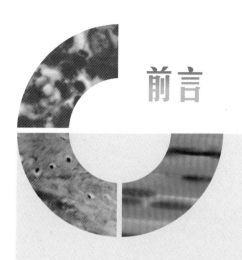

# 前言

组织学读片是对医学专业硕士研究生开设的课程，是对人体微细结构和相关功能的认识和研究，旨在提高硕士研究生的实践能力，为后续学习、研究打下坚实的基础。目前国内同类院校尚没有硕士研究生专用的组织学教材，因此我们组织编写了这本书。本书特色：①实现三个转化，即把基本理论转化为实际操作，把基本知识转化为科学思维，把基本技能转化为专业技能；②提高三个能力，即专业能力、科研能力、思维能力；③培养三种素质，即专业素质、科学素质、综合素质。

本书包括绪论、基础实验（实验一至实验十八）和综合实验（实验十九）。

因为编写时间有限，教材内容不够充实，后续计划逐步完善综合实验内容和电镜图谱，努力为深化医学教育改革、培养卓越医学人才、更好服务社会做贡献。

本书编写分工：王琦负责绪论、实验十九，韩云志负责实验一、实验二，卢小康负责实验三、实验四，张娜负责实验五、实验六，王镓负责实验七、实验八，董倩倩负责实验九、实验十，于世奇负责实验十一、实验十二，陈婷负责实验十三、实验十四，田燕歌负责实验十五、实验十六，栗彦芳负责实验十七，董玉琼负责实验十八。

恳请同行专家多提宝贵意见，以利于本书进一步的修订和完善，此致感谢！

编者
2023 年 6 月

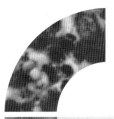
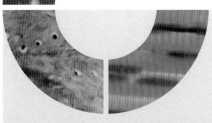

# 目录

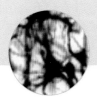

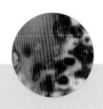

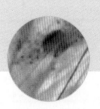

# 绪　论

组织学属于医学形态学,是医学专业硕士研究生的主干课程,读片的目的是观察显微镜下的正常人体微细结构,同时通过动手操作锻炼使用显微镜观察标本及绘图技能,培养学生在实践中发现问题、分析问题、解决问题的能力,逐步养成严谨的科研态度和良好的实验习惯。

## 【实验目的】

1. 掌握　光学显微镜的使用方法和注意事项。
2. 熟悉　光学显微镜的构造和显微镜的维护。
3. 了解　石蜡切片的制作过程。

## 【实验内容】

### 一、正确使用光学显微镜

1. 对光　将低倍物镜对准载物台正中的通光孔,依次调节光源、光栅、聚光器。

2. 调焦　将标本放置于载物台上,用片夹固定,将组织切片移至通光孔正中,用粗调螺旋将载物台上升至最高位置后缓缓下降,同时观察物像至清晰为止。注意标本有盖玻片的一面向上。

3. 转换　在转换高倍物镜前,应先将观察目标移至视野正中,转换高倍镜后,稍微调节细调螺旋即可得到清晰图像。注意使用高倍物镜时不可用粗调螺旋。

4. 归位　观察完毕后,将高倍物镜转换成低倍物镜后,取下标本放回原处。

### 二、显微镜的维护

(1) 搬动显微镜时,须一只手持镜臂,另一只手托镜座,切勿单手提镜晃动。

(2) 显微镜须经常保持清洁,镜头只能用擦镜纸擦拭,不能用其他物品或手。

（3）显微镜使用完毕后,须将物镜转离载物台中央通光孔,将载物台下降至最低位置,并将显微镜放回原处用防尘罩遮盖。

（4）显微镜属于精密仪器,其所有部件均不得拆卸,若发生故障应及时报告。

## 三、石蜡切片标本制备

1.取材　从机体取下所需新鲜组织器官,其直径以不超过 0.5 cm 为宜,过大不利于固定。

2.固定　为防止取材后的组织器官蛋白质分解、自溶,需用蛋白质凝固剂固定新鲜的组织块,以便尽量保持活体时组织细胞的形态结构。常用的固定剂有甲醛、乙醇、丙酮等。

3.脱水　固定后的组织块仍含水分,故不能直接包埋,因而在包埋前必须脱水。常采用梯度脱水法,即用不同浓度的乙醇逐渐脱去已固定好的组织块中的水分,从 50% 的乙醇开始逐步过渡到 100% 的乙醇。

4.透明　由于乙醇不溶于石蜡,脱水后要用可溶于包埋剂的二甲苯置换出组织块中的乙醇,这个步骤称为透明。

5.包埋　为使组织块具有一定的硬度便于切制成薄片,常用石蜡、火胶棉、树脂等包埋剂对其进行包埋,如用石蜡作为包埋剂就称石蜡切片。石蜡在常温下是固态的,加温到其熔点转化为液态,将组织块置于熔化的石蜡中,让蜡液浸入组织细胞内,冷却后该组织便具有了石蜡的硬度。

6.切片　将包有组织的蜡块用切片机切为厚 5～10 μm 的薄片,并贴于载玻片上;先脱蜡,后进行染色,以提高组织成分的反差,便于观察。

7.染色　染色的目的是使组织和细胞的各种结构染上不同的颜色,增加对比度,便于观察。最常用的染色法是苏木精-伊红染色法,简称 HE 染色,伊红是酸性染料,可使细胞质和细胞外基质中的成分着粉红色,称嗜酸性;苏木精是碱性染料,可使细胞核内的染色质与胞质内的核糖体着紫蓝色,称嗜碱性;对酸性染料和碱性染料亲和力都不强的现象称中性。

8.封片　切片经脱水等处理后,滴加树胶,用盖玻片密封,便于保存。

## 四、观察标本时的注意事项

1.人工假象的产生　由于制片时所用的固定液不同,细胞内保留的成分也不相同,故镜下所见的图像和生活状态时的结构并不完全相同。因此观察标本时必须了解标本制备过程。

2.动态与静态的关系　我们所观察的切片标本是有机体生命活动过程中某一瞬间的静态图像,而生活状态下的组织细胞则处于动态变化之中。因此,学习时要将静态图像与实际动态变化相结合。

3.平面与立体的关系　通常显微镜下所见组织切片标本中的图像都是二维平面结构,某一物体从不同的视角观察,可得到不同的图形,由于标本制作时切片的方向、角度的随机性,故切片标本中的组织细胞可因切面部位、方向、角度的不同而呈现出不同的图像。因此,观察切片标本时要将所见二维平面结构与实际三维立体结构相联系,逐步建立动态、虚拟的立体思维方式或概念。

4.理论与实践的关系　在理论学习的基础上,学生通过自己观察、分析、比较切片标本,可有效加强理论内容的理解和记忆。故读片是提高学生动手能力和培养发现问题、分析问题和解决问题能力的重要环节,学生学习时应充分重视其重要性,以达到理论、实践全面收获的学习效果。

## 【思考题】

1.什么是人工假象?

2.什么是 HE 染色?

3.试述石蜡切片标本制备流程。

# 实验一

# 上皮组织

## 【实验目的】

1. 掌握　单层扁平上皮、单层立方上皮、单层柱状上皮、假复层纤毛柱状上皮、复层扁平上皮的形态结构。

2. 了解　变移上皮的形态结构。

## 【实验用品】

1. 实验器材　普通光学显微镜。

2. 实验标本及图片　上皮组织切片。

## 【实验内容】

### 一、单层扁平上皮

#### （一）单层扁平上皮表面观

标本为肠系膜铺片,HE 染色、银染。

<u>低倍镜观察</u>

标本呈棕褐色,选择淡黄色区域较薄处镜下观察。

<u>高倍镜观察</u>

细胞形态呈不规则形或多边形,边缘呈锯齿状或波浪状,相邻细胞侧面相互嵌合。细胞核呈扁圆形,位于胞体中央(图1、图2)。

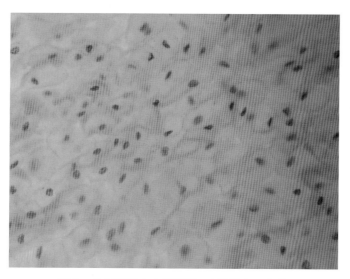

**图 1 单层扁平上皮（表面） HE 染色 高倍**

上皮细胞表面呈不规则多边形,边缘呈锯齿状。胞质中可见淡染的细胞核。

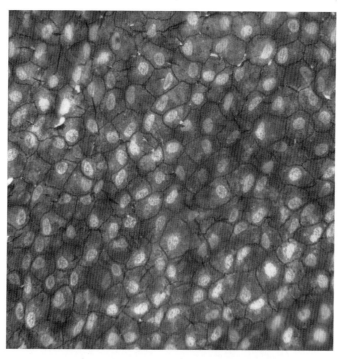

**图 2 单层扁平上皮（表面） 银染 高倍**

细胞边缘呈锯齿状,相互嵌合。

### (二)单层扁平上皮侧面观

标本为血管切片,HE 染色。

　低倍镜观察

注意观察血管壁的内表面。

　高倍镜观察

细胞扁薄,胞质少,细胞界限不明显,细胞外基质少,细胞连接紧密,故侧面呈线状。细胞核呈扁椭圆形,略向表面突出(图3)。

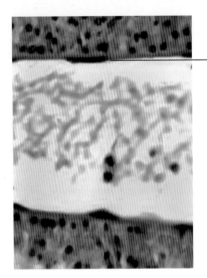

——扁平细胞及细胞核

**图3　单层扁平上皮　HE 染色　高倍**
上皮细胞呈扁平状,细胞核呈扁椭圆形,位于细胞中央。

## 二、单层立方上皮

标本为甲状腺滤泡,HE 染色。

　低倍镜观察

甲状腺实质内可见大小不等的滤泡,滤泡壁由单层立方上皮围成,选择细胞界限清楚的部位换高倍镜观察。

　高倍镜观察

构成管壁的上皮细胞的长与宽相当,约呈立方形,细胞界限清楚,胞质弱嗜碱性,核呈圆形位于胞体中央,染色较深(图4)。

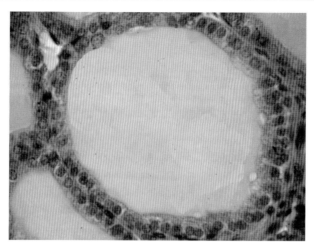

**图4 单层立方上皮 HE 染色 高倍**
细胞呈立方形,细胞核呈圆形位于胞体中央。

## 三、单层柱状上皮

标本为胆囊,HE 染色。

**低倍镜观察**

标本呈条状,其一侧染色稍紫,该侧可见一些高低不等的突起,突起表面见一层排列紧密的柱状细胞,选紫蓝色细胞核排成单行的部位换高倍镜观察。

**高倍镜观察**

可见柱状细胞紧密排列成一层,细胞核染成紫蓝色,呈长椭圆形,位于细胞近基底部,核的长轴与细胞的长轴一致。细胞之间界限清晰。在上皮细胞的游离面,有呈红色的带状结构,此即纹状缘,电镜下为微绒毛(图5)。

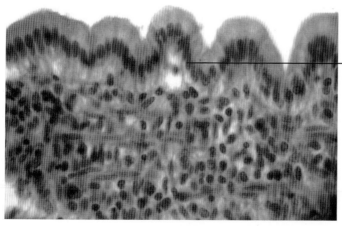

—— 柱状细胞及细胞核

**图5 单层柱状上皮 HE 染色 高倍**
上皮细胞为柱状,核呈长椭圆形,位于细胞近基底部。

## 四、假复层纤毛柱状上皮

标本为气管,HE 染色。

**肉眼观察**

气管横切面呈环形或半环形结构。

**低倍镜观察**

被覆腔面的薄层紫蓝色结构即为假复层纤毛柱状上皮。上皮细胞的游离面和基底面都较整齐,基膜明显。细胞核排列参差不齐,形似复层,实为单层。移动切片寻找细胞核层次较少处,换高倍镜观察。

**高倍镜观察**

重点分辨组成假复层纤毛柱状上皮的四种不同形态的细胞(图6)。

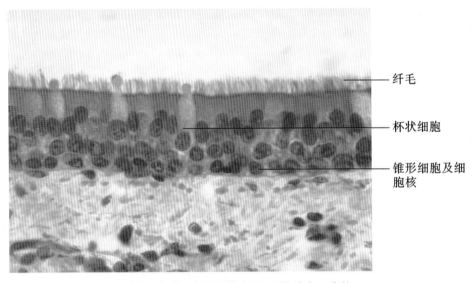

图6　假复层纤毛柱状上皮　HE 染色　高倍

由柱状细胞、梭形细胞、锥形细胞和杯状细胞组成,上皮细胞高矮不等,故细胞核参差不齐。

1. 柱状细胞　是顶端较宽基部较窄的一种细胞,顶端达到腔面,核较大,椭圆形,位置较高,染色稍浅,细胞的游离面具有一排微细而整齐的纤毛,故亦称为纤毛柱状细胞。

2. 杯状细胞　分布于其他上皮细胞之间,细胞游离面无纤毛,顶部较大,呈空泡状,空泡是胞质中的分泌颗粒(黏原颗粒)经制片而被溶解所致,底部较细窄,可见细胞核,着色较深,呈三角形或不规则形,位置略低。

3. 梭形细胞　夹在中间,细胞核呈梭形,位置居中。

4. 锥形细胞　靠近基膜,细胞核呈圆形,位置最低。

## 五、复层扁平上皮

### (一)未角化复层扁平上皮

标本为食管,HE 染色。

**肉眼观察**

切片为食管壁,覆盖在腔面的紫蓝色结构为未角化的复层扁平上皮。

**低倍镜观察**

上皮由多层细胞构成,厚薄不均,与深层结缔组织交界处不平整,结缔组织凸入上皮基底部形成乳头,后者可因切片角度不同而呈不规则形或圆形。

**高倍镜观察**

从基底层向表层观察各层上皮形态,可发现上皮细胞排列规律(图7)。

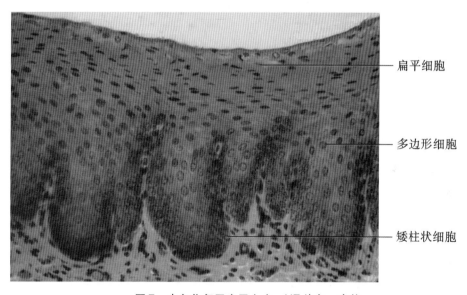

扁平细胞

多边形细胞

矮柱状细胞

**图7 未角化复层扁平上皮 HE 染色 高倍**

由多层细胞组成,表层为扁平细胞,中间层为多边形细胞,基底层为矮柱状细胞。

1. 基底层 为位于基膜上的一层立方或矮柱状细胞,核圆形,胞质少,嗜碱性强。

2. 中间层 为数层多边形细胞,细胞体积较大,细胞核椭圆形,位于中央,胞质染色浅,细胞界限较清楚。中间层细胞向浅层推移逐渐变扁,呈梭形,细胞核也逐渐变为扁椭圆形,胞质染色较深。

3. 表层 位于上皮的最表面,为数层细胞,细胞的形态较梭形细胞更为扁平,核呈扁平形或梭形,染色特深。

上皮各层细胞间无明显分界。

### （二）角化复层扁平上皮

标本为手指皮，HE 染色。

肉眼观察

标本染色深的部分为表皮，其下方染色浅的部分即真皮。

低倍镜观察

与未角化的复层扁平上皮的结构相似，但表层细胞发生角化，其细胞界限不清，细胞核消失，胞质中充满角蛋白，嗜酸性较强（图 8）。

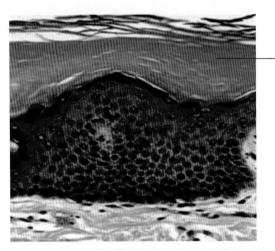

角质层

**图 8　角化复层扁平上皮　HE 染色　低倍**
表面角质层细胞已完全角化，呈嗜酸性均质状。

## 六、变移上皮

标本为膀胱，HE 染色。

### （一）变移上皮收缩状态

低倍镜观察

标本着色较深的一侧为膀胱腔面，腔面覆盖的上皮即为变移上皮。上皮较厚，细胞层次较多，其基底面与结缔组织交界处较平整，上皮的厚薄较均匀。

高倍镜观察

自深层到浅层分辨变移上皮各层细胞形态（图 9）。

基底层细胞呈立方形或矮柱状，细胞核较小，圆形，位于中央。中间层细胞呈多边形或倒置梨形，细胞稍大，核圆形，位于细胞中央。表层细胞较大，又叫盖细胞。细胞呈长方形或立方形，有时细胞内有两个核，胞质嗜酸性，游离面的细胞膜下的胞质浓缩，故嗜酸性较强。

## （二）变移上皮扩张状态

变移上皮在扩张状态下变薄,细胞层次减少,细胞变扁。

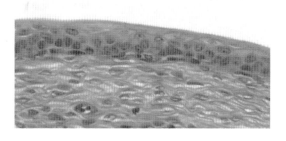

**图9 变移上皮 HE 染色 高倍**

上皮细胞的层数和形态可随所处器官的功能状态发生改变。

## 【实验报告】

描绘高倍镜下单层上皮和复层上皮的形态。

## 【思考与练习】

1. 从上皮细胞的形态、排列方式上思考被覆上皮的命名原则。
2. 试述被覆上皮的形态结构特点、分布与功能之间的关系。
3. 试述上皮组织的一般特点。

# 实验二

# 固有结缔组织

【实验目的】

1. 掌握　疏松结缔组织结构。
2. 了解　致密结缔组织、脂肪组织和网状组织的结构。

【实验用品】

1. 实验器材　普通光学显微镜。
2. 实验标本及图片　疏松结缔组织铺片、切片,致密结缔组织切片。

【实验内容】

## 一、疏松结缔组织

### (一)疏松结缔组织铺片

标本为家兔肠系膜,混合染色。本片是经活体注射台盼蓝后取皮下疏松结缔组织铺成薄片,再经染色制成。

**低倍镜观察**

选择铺片较薄处,可见许多很细的纤维排列疏松、交织成网,细胞分散于网眼中。

**高倍镜观察**

分辨两种纤维、两种细胞(图 10)。

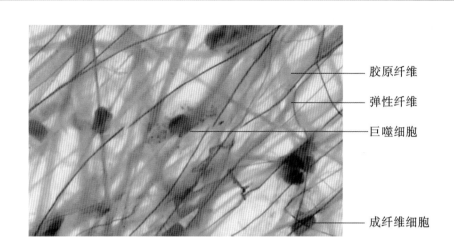

胶原纤维

弹性纤维

巨噬细胞

成纤维细胞

**图10　疏松结缔组织铺片　混合染色　高倍**

胶原纤维较粗大,呈条束状;弹性纤维较细,常有分支;巨噬细胞形态不规则,吞噬蓝色染料颗粒。

胶原纤维粗大,染成粉红色,有分支。

弹性纤维较细,染成紫色,也有分支,断端常有卷曲。

成纤维细胞数量较多,细胞形态不规则,胞质弱嗜碱性。多数铺片此细胞外形模糊不清,核大,呈卵圆形,着色浅。

巨噬细胞椭圆形或不规则形,胞质内含有大小不等、分布不均的蓝色台盼蓝颗粒。细胞核较小,着色较深。

### (二)疏松结缔组织切片

标本为消化管,HE染色。

肉眼观察

选择一段消化管进行观察。标本染色较深的一面为黏膜层,另一面红色部分为肌层,两层之间浅红色的部分为黏膜下层,选择黏膜下层镜下观察。

低倍镜观察

结构疏松着色最浅的黏膜下层为疏松结缔组织。此层中可见排列不规则的不同切面的纤维,胶原纤维与弹性纤维染色均为粉红色,二者不易区分。在纤维和细胞之间空白处即基质。此外,在疏松结缔组织中可见较多的血管。

高倍镜观察

纤维排列松散,方向不一。疏松结缔组织的细胞种类较多,有的需要特殊处理才能显示。最多见的是成纤维细胞,细胞核多为梭形或椭圆形,染色深,细胞质染色浅呈弱嗜碱性。

## 二、致密结缔组织

### (一)不规则的致密结缔组织

标本为皮肤,HE 染色。

**肉眼观察**

标本呈蓝色的部分为表皮,其深层染成红色的部分即为所要观察的真皮。

**低倍镜观察**

表皮为角化的复层扁平上皮,其深面可见纤维粗而密、着红色的区域,此区为致密结缔组织。

**高倍镜观察**

胶原纤维较粗,排列密集,相互交织成网。细胞相对较少,多为成纤维细胞,一般只能看清细胞核。弹性纤维不易区分。

### (二)规则的致密结缔组织

标本为肌腱,HE 染色。

**低倍镜观察**

由大量粗大而平行排列的胶原纤维束组成。

**高倍镜观察**

细胞成分很少,位于纤维束之间,是一种形态特殊的成纤维细胞,称腱细胞(图 11)。

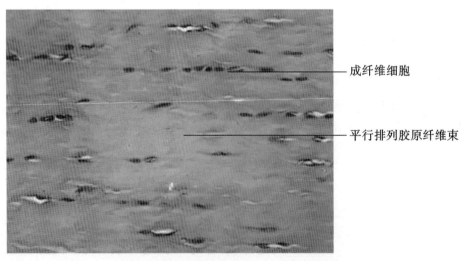

成纤维细胞

平行排列胶原纤维束

**图 11　规则的致密结缔组织　HE 染色　高倍**

大量胶原纤维平行排列成束,纤维束之间有成纤维细胞。

### 三、网状组织

标本为淋巴结,银染。

**低倍镜观察**

选择比较疏松的部位观察,可见染成棕黑色的细丝状结构即网状纤维,其他组织着色浅,呈黄色或褐色(图12)。

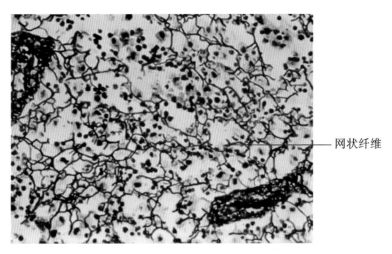

——网状纤维

**图12　网状组织　银染　低倍**
黑色的网状纤维交织成网,其间有网状细胞。

**高倍镜观察**

网状纤维较细,呈棕黑色,有分支,彼此交织成网。

### 四、脂肪组织

标本为手指皮,HE 染色。

**低倍镜观察**

在皮肤深部的皮下组织中可见成群空泡状的结构,被疏松结缔组织包绕而分成许多小叶,此即脂肪组织。在制片过程中,由于脂肪细胞内的脂滴被二甲苯等有机溶剂溶解,故脂肪细胞呈空泡状。

**高倍镜观察**

脂肪细胞呈圆形或多边形,排列紧密,胞质内含有一大空泡,为制片时被溶去的脂滴的部位。胞核呈椭圆形,着色较浅,被脂滴挤到细胞的一侧。胞质少,着浅粉红色,被挤在细胞核周围呈新月形(图13)。

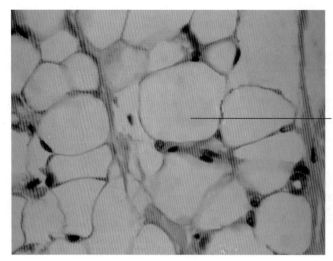

脂肪细胞

**图 13  黄色脂肪组织  HE 染色  高倍**
脂肪细胞内脂滴在制片时被溶解故呈空泡状,胞质及胞核被挤于周边。

## 【实验报告】

描绘高倍镜下疏松结缔组织、致密结缔组织。

## 【思考与练习】

1. 结缔组织的特点与上皮组织相比有何不同?
2. 疏松结缔组织由哪些成分组成?
3. 对比疏松结缔组织与致密结缔组织的异同。

# 实验三

# 软骨与骨

## 【实验目的】

1. 掌握　透明软骨、骨组织及长骨密质骨的结构。
2. 了解　弹性软骨和纤维软骨的结构。

## 【实验用品】

1. 实验器材　普通光学显微镜。
2. 实验标本及图片　软骨组织切片、骨组织磨片。

## 【实验内容】

### 一、透明软骨

标本为气管,HE 染色。

#### 肉眼观察

标本为气管的横切面,其中的蓝色区域即为透明软骨。

#### 低倍镜观察

气管壁内着蓝色的为透明软骨,软骨表面为软骨膜。

#### 高倍镜观察

软骨膜为致密结缔组织,分内、外两层。内层纤维细少,细胞多;外层则相反,细胞少而纤维多。

透明软骨基质为均质状,嗜碱性,呈深浅不均的紫蓝色。软骨细胞所在的软骨基质小腔为软骨陷窝,紧靠软骨陷窝的基质中硫酸软骨素较多,故嗜碱性强,为软骨囊。纤维为胶原原纤维,其折光率与基质相近,光镜下不易分辨。

软骨细胞位于软骨陷窝内,其形状和排列与软骨的生长方式有关。靠近软骨膜的细胞体积较小,呈扁椭圆形,单个分布。软骨中间的细胞体积较大,呈圆形或椭圆形,成群分布,每群细胞多个软骨细胞,称同源细胞群。生活状态时,软骨细胞充满在整个陷窝内。在制片过程中,细胞收缩,故在细胞与软骨囊之间出现明显的空隙(图 14)。

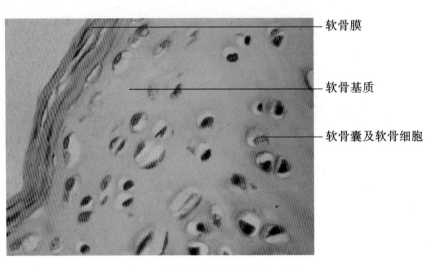

软骨膜

软骨基质

软骨囊及软骨细胞

**图 14　透明软骨　HE 染色　高倍**

软骨基质呈半透明状,软骨囊内为软骨细胞。

## 二、弹性软骨

标本为耳郭,特殊染色。

### 肉眼观察

标本中央紫蓝色的部分为弹性软骨,两侧是皮肤及皮下组织。

### 低倍镜观察

该软骨与透明软骨相似,特点是基质中可见有大量的弹性纤维。

### 高倍镜观察

弹性纤维交错排列成网状,软骨边缘的纤维细而稀疏,中间部的则粗而密。软骨细胞位于软骨陷窝内(图 15)。

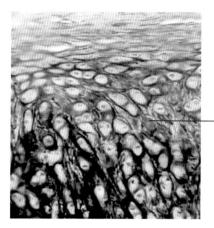

弹性纤维

**图15 弹性软骨 特殊染色 高倍**

基质中含有大量弹性纤维。

## 三、纤维软骨

标本为椎间盘,特殊染色。

高倍镜观察

可见大量的胶原纤维密集排列。软骨细胞数量少,体积也较小,呈椭圆形,散在或成行排列于胶原纤维束之间。同源细胞群少,基质也较少(图16)。

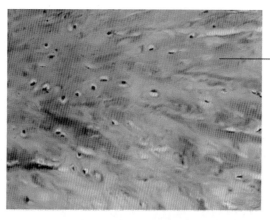

胶原纤维束

**图16 纤维软骨 特殊染色 高倍**

基质中含有大量胶原纤维束。

## 四、长骨骨干

标本为骨磨片,HE 染色、银染。

**低倍镜观察**

标本为长骨骨干横切面的一部分,显示密质骨。

1. 环骨板　分为内、外环骨板。位于骨髓腔的周围,较薄,排列不规则者,为内环骨板;而位于骨表面,并与骨表面平行排列的数层骨板,较平整规则,为外环骨板。

2. 骨单位　又称哈弗斯系统。为位于内、外环骨板之间的圆形结构。骨单位中央为中央管,周围有同心圆排列的骨板,骨板内或骨板间可见骨陷窝。有的标本可见穿通管。中央管、穿通管和骨陷窝均为棕褐色或棕黑色。

3. 间骨板　为位于骨单位之间或骨单位与环骨板之间的一些呈弧形排列的骨板,为陈旧的骨单位被吸收后的残余部分。

**高倍镜观察**

1. 骨陷窝　位于骨板之间或骨板内,呈扁圆形,染成棕黑色。生活状态时被骨细胞所充满。

2. 骨小管　为与骨陷窝相连的许多细丝样的结构,呈辐射状分布,染成棕黑色,是骨细胞突起所在空间(图17、图18)。

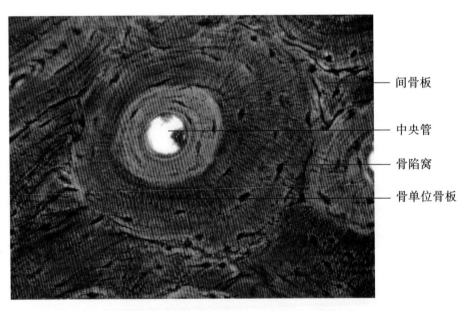

间骨板

中央管

骨陷窝

骨单位骨板

图 17　骨磨片(骨单位)　HE 染色　高倍

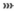

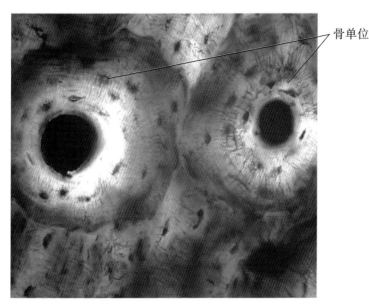

骨单位

图18 骨磨片 银染 高倍

## 五、骨发生（软骨内成骨）

标本为婴儿指骨，HE染色。

**肉眼观察**

骨两端染成蓝色的部分为软骨区，中央粉红色的部分为骨髓腔和骨干。

**低倍镜观察**

从骨端到骨干依次观察软骨内成骨发生的各区（图19）。

1. 软骨细胞储备区　为一般的透明软骨，软骨细胞散在分布，细胞小，核圆。

2. 软骨细胞增生区　软骨细胞分裂增殖，胞体增大，密集排列成行。

3. 软骨基质钙化区　软骨细胞及软骨陷窝显著扩大，仍排列成行。有的软骨细胞呈空泡状，核固缩，基质相对较少，染成蓝色。

4. 成骨区　软骨细胞退变，部分基质溶解，残余的钙化基质呈不规则的纵条状，其表面有成骨细胞产生的类骨质附着，形成新的骨小梁。骨小梁表面有成行排列的成骨细胞，中轴为蓝色钙化的软骨基质，周边为粉红色的骨基质，骨细胞埋于其中。骨小梁之间是充满造血组织的原始骨髓腔。骨小梁不断生成，又不断被破坏吸收，使骨髓腔向骨的两端伸延。

移动切片在骨干外表面观察骨外膜及其下的骨领。骨外膜为致密结缔组织，内层细胞多、纤维少，而外层纤维多、细胞少。骨领位于骨膜下，是网状或不规则的片状骨质，染成红色。

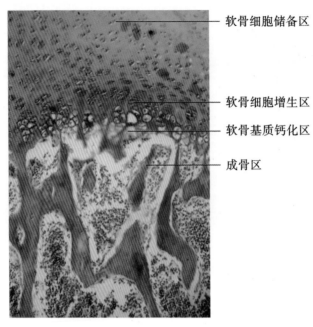

软骨细胞储备区

软骨细胞增生区

软骨基质钙化区

成骨区

**图 19　骨发生　HE 染色　低倍**

长骨从骺端向骨干依次可分四个区：软骨细胞储备区、软骨细
胞增生区、软骨基质钙化区、成骨区。

### 高倍镜观察

重点观察两种细胞。

1. 成骨细胞　位于骨小梁的表面，排列整齐，如上皮细胞的排列一样，胞体呈立方形或长方形，胞质嗜碱性，核椭圆形。

2. 破骨细胞　多位于骨小梁周边的凹陷内。胞体特大，含多个细胞核，胞质嗜酸性，染成红色。

## 【实验报告】

描绘高倍镜下软骨组织、骨组织的形态。

## 【思考与练习】

1. 试述软骨组织的结构特点。
2. 试述三种软骨组织的区别。
3. 试述骨组织的结构特点。

# 实验四

# 血 液

## 【实验目的】

1. 掌握　血细胞的形态结构特点。
2. 了解　血涂片的制作过程。

## 【实验用品】

1. 实验器材　普通光学显微镜。
2. 实验标本及图片　血涂片。

## 【实验内容】

血涂片(末梢血),瑞氏染色。

先用低倍镜在血涂片中选择血细胞分布均匀的区域,移至视野中央,再转换为高倍镜或油镜进一步观察,分辨各种血细胞(图 20 ~ 图 22)。

1. 红细胞　为数量最多、最易观察到的血细胞,其外形为圆形,中央染色浅,周边染色深,呈红色,无细胞核。

2. 白细胞　为具有紫蓝色细胞核的血细胞,圆形,除小淋巴细胞外,一般比红细胞略大,白细胞可分为以下几类。

(1)中性粒细胞:是数量最多的白细胞,细胞核呈腊肠状或分叶状,分叶核的叶间有细丝相连,以 2 ~ 3 叶核多见。胞质染成浅红色,含有许多细小的紫红色颗粒。

(2)嗜酸性粒细胞:细胞核呈分叶状,多为 2 叶,偶见 3 叶核,叶片较饱满。胞质粉红色,充满分布均匀、粗大的橘红色嗜酸性颗粒,使胞质的背景染色较中性粒细胞更红。

(3)嗜碱性粒细胞:数量最少,细胞核多呈 S 形或不规则形,着浅蓝色,常被深染的颗粒所覆盖,使细胞核不易看清,胞质浅蓝色,细胞中含有大小不等、分布不均、染成蓝紫色的嗜碱性颗粒。

（4）单核细胞：为细胞体积最大的一种白细胞。细胞核较大、形态多样，多呈肾形、马蹄形或不规则形等，染色质疏密不等，故使细胞核着色不均匀，胞质较丰富，呈灰蓝色。

（5）淋巴细胞：细胞核为圆形，一侧常有较小的凹陷，染色呈深紫蓝色。胞质较少，为核周边染成蔚蓝色的薄层结构，含少量嗜天青颗粒。

3.血小板　常聚集成群，分布于其他细胞之间，在血小板中央有细小的紫色颗粒。

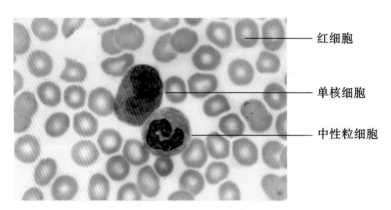

**图20　血涂片一　瑞氏染色　高倍**

　　红细胞，中央染色浅周边染色深，无细胞核和细胞器；单核细胞，体积大，细胞核呈肾形；中性粒细胞，胞质内颗粒细小、粉红色，核呈弯曲杆状。

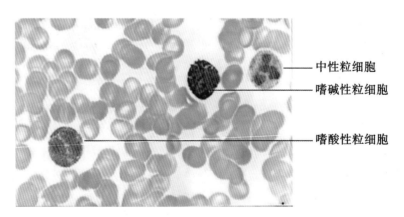

**图21　血涂片二　瑞氏染色　高倍**

　　中性粒细胞，胞质内颗粒细小、粉红色，核呈分叶状；嗜酸性粒细胞，胞质内颗粒粗大、鲜红色，核分两叶；嗜碱性粒细胞，胞质内颗粒粗大、深蓝色，核形态不规则。

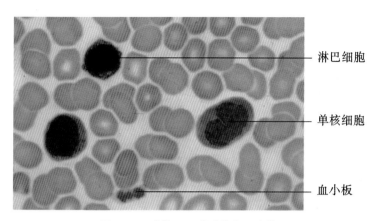

淋巴细胞

单核细胞

血小板

**图22 血涂片三 瑞氏染色 高倍**

淋巴细胞,胞质少,核大呈圆形,染色质着色深;单核细胞,体积大,核呈肾形或马蹄形,胞质丰富,弱嗜碱性;血小板,呈颗粒状,常聚集成群。

## 【实验报告】

描绘高倍镜下血细胞的形态。

## 【思考与练习】

1. 简述各种血细胞的形态结构特点与功能。
2. 简述血涂片的制作方法。

# 实验五

# 肌组织

## 【实验目的】

掌握三种肌组织的光镜形态结构特点。

## 【实验用品】

1. 实验器材　普通光学显微镜。
2. 实验标本及图片　骨骼肌切片、心肌切片、平滑肌切片。

## 【实验内容】

### 一、骨骼肌

标本为股四头肌,HE 染色、铁苏木素染色。

#### 肉眼观察
标本分为两块组织,分别是骨骼肌的纵切面和横切面。

#### 低倍镜观察
1. 纵切面　可见骨骼肌纤维为长圆柱形,肌纤维之间有少许疏松结缔组织,肌束间结缔组织较多。
2. 横切面　骨骼肌纤维为不规则形或圆形,大小相近,肌纤维之间有少许疏松结缔组织;肌束之间有较多结缔组织,整块骨骼肌外有较厚结缔组织膜(图 23)。

#### 高倍镜观察
1. 纵切面　骨骼肌细胞较长,切面呈长条带状,不能见到纤维的起止点。选择较粗长的纤维观察,肌细胞有明显的明暗相间的横纹,着色深处为暗带,着色浅处为明带,核较多,呈扁椭圆形,位于细胞的周边。肌纤维中可见有纵行细丝平行排列,为肌原纤维(图 24)。

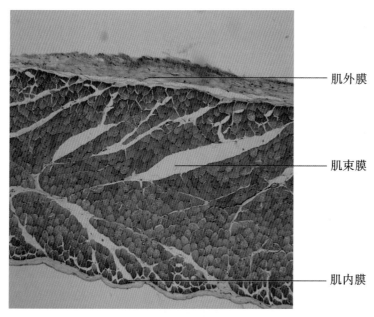

**图 23　骨骼肌横切面　铁苏木素染色　低倍**

示肌外膜、肌束膜、肌内膜。

肌外膜

肌束膜

肌内膜

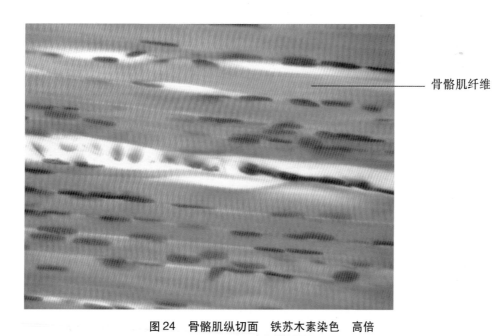

骨骼肌纤维

**图 24　骨骼肌纵切面　铁苏木素染色　高倍**

肌纤维呈长圆柱形,平行排列,表面有明暗相间的横纹,有多个细胞核,呈扁椭圆形,位于细胞周边。

2.横切面　骨骼肌纤维为不规则形或圆形。核位于肌细胞边缘,胞质中可见密集的红色小点,为肌原纤维的横切面。肌纤维之间有少量的结缔组织,即肌内膜(图25)。

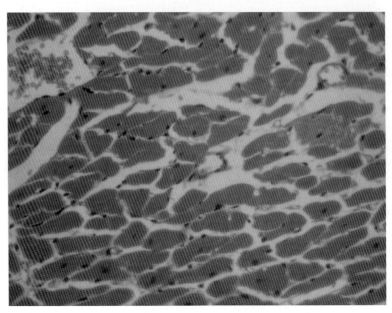

**图25　骨骼肌横切面　HE 染色　高倍**

骨骼肌细胞核多位于细胞周边。

## 二、心肌

标本为心壁,HE 染色、铁苏木素染色。

低倍镜观察

组织较厚且染色呈强嗜酸性的部分为心肌。分清心肌的纵横切面,其中呈细条带状平行排列的为心肌纤维纵切面,其他为横切面。

高倍镜观察

1.纵切面　心肌细胞较细,呈短圆柱状,有分支,多数细胞有1个细胞核,呈圆形或椭圆形,位于肌纤维中央。细胞仍可见明暗相间的横纹,但横纹没有骨骼肌清楚。心肌纤维连接处染色略深呈线状,垂直于肌纤维长轴,此即闰盘。纤维间有少许疏松结缔组织(图26、图27)。

2.横切面　心肌细胞呈圆形或不规则形,大小不等,切到纤维中部的细胞,可见圆形核位于肌纤维中央,核周肌质丰富。心肌细胞间有丰富的毛细血管。

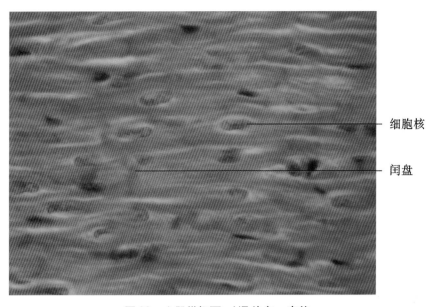

**图26 心肌纵切面 HE 染色 高倍**

心肌细胞呈短圆柱状,有分支,分支连接处染色深称闰盘;核单个,呈卵圆形,位于胞体中央。

细胞核

闰盘

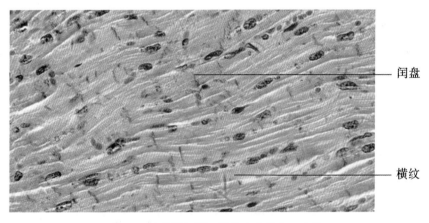

**图27 心肌纵切面 铁苏木素染色 高倍**

示闰盘、横纹。

闰盘

横纹

## 三、平滑肌

标本为小肠,HE 染色。

**肉眼观察**

标本一侧凹凸不平为肠腔面,另一侧染色较红的部分即为平滑肌。

低倍镜观察

可见平滑肌在肠壁排列成两层,肌纤维呈大小不一的圆点状为横切面,呈长梭形或杆状的部分为纵切面。

高倍镜观察

1. 纵切面  细胞呈细长的梭形。胞质嗜酸性,没有横纹。细胞核位于肌纤维中央,呈长椭圆形或杆状,染色较浅,核内可见明显的核仁(图28)。

2. 横切面  呈大小不等的圆形或多边形,较大的细胞切面为肌纤维中部,中央可见一紫蓝色的圆形细胞核,较小的细胞切面为肌纤维的两端,无细胞核,仅见粉红色胞质。

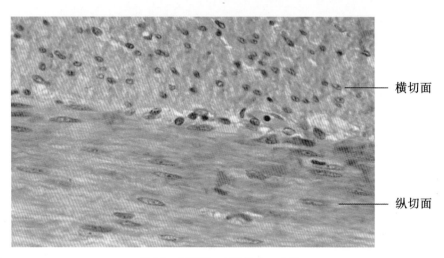

横切面

纵切面

**图28  平滑肌  HE 染色  高倍**

纵切面细胞呈长梭形,无横纹,核长椭圆形,位于胞体中央;横切面细胞呈不规则形,核圆形。

## 【实验报告】

描绘高倍镜下三种肌组织的形态。

## 【思考与练习】

1. 比较三种肌组织形态结构的异同。
2. 骨骼肌收缩的亚细胞结构基础是什么?
3. 简述心肌的结构特点与功能的关系。

# 实验六

# 神经组织

## 【实验目的】

1. 掌握　神经元的形态结构特点;神经纤维的形态结构。
2. 了解　几种主要的神经末梢的形态结构;神经胶质细胞的形态结构。

## 【实验用品】

1. 实验器材　普通光学显微镜。
2. 实验标本及图片　脊髓切片、坐骨神经切片、神经末梢切片。

## 【实验内容】

### 一、多极神经元

标本为脊髓,HE 染色、特殊染色。

肉眼观察

标本为脊髓横切面,呈椭圆形,其外面包裹着脊髓膜。脊髓分为灰质和白质两部分。灰质居中着色较深,形如蝴蝶状,其腹侧一对较圆钝的膨大突起为前角,背面一对细而长的突起为后角。白质着色较浅,围绕在灰质的周围。

低倍镜观察

先分辨白质、灰质及灰质中的前角和后角。白质为神经纤维集中所在处,多为有髓神经纤维的横切面。灰质中含有神经元的胞体、大量神经胶质细胞和无髓神经纤维。于前角选择突起较多并切到细胞核的神经元在高倍镜下观察(图29)。

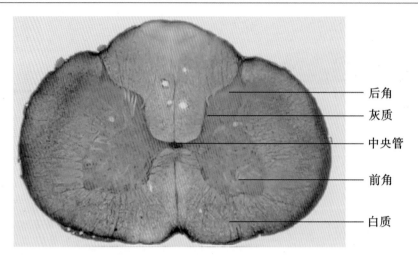

后角
灰质
中央管
前角
白质

**图29　脊髓横切面　特殊染色　低倍**
示灰质、白质、前角、后角、中央管。

### 高倍镜观察

前角的神经元属多极神经元。

1. 胞体　大,多角形或不规则形,胞质中含有许多大小不一的蓝色斑块状或颗粒状物质即尼氏体(Nissl body)。细胞核大而圆,染色较浅,核仁圆而明显,核膜清楚。

2. 突起

(1)树突:可切到一两个或数个,由胞体伸出,内含尼氏体。

(2)轴突:只有一个(一般不易切到)。偶见时,其内无尼氏体。在胞体发出轴突的部位呈圆锥形,染色浅为轴丘。轴丘也不含尼氏体(图30~图32)。

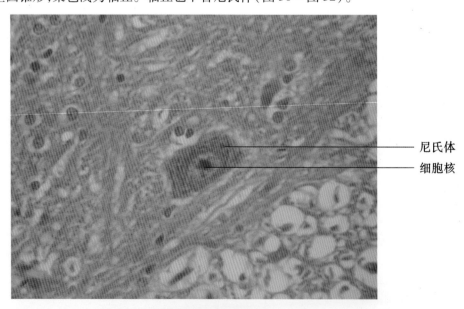

尼氏体
细胞核

**图30　脊髓灰质前角多极神经元　HE染色　高倍**
示细胞核、尼氏体。

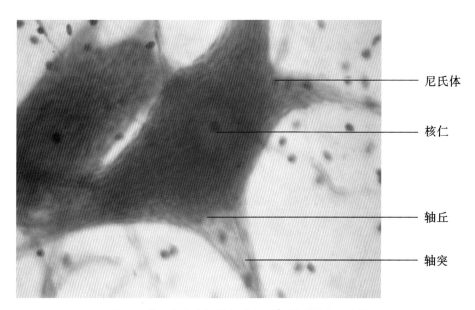

尼氏体

核仁

轴丘

轴突

**图31 脊髓前角多极神经元(一) 特殊染色 高倍**

体积较大,胞体及树突中含有尼氏体;细胞核大而圆,核仁明显;轴突内不含尼氏体,起始部呈圆锥形称轴丘。

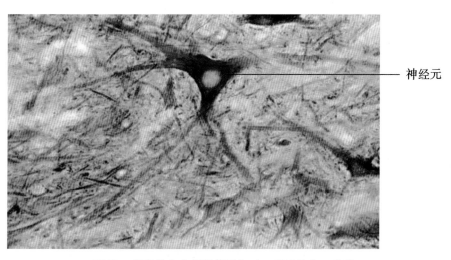

神经元

**图32 脊髓前角多极神经元(二) 特殊染色 高倍**

可见胞体及突起内的神经原纤维。

## 二、有髓神经纤维和神经

标本为坐骨神经,HE 染色。

**肉眼观察**

标本为坐骨神经的纵、横切面,长条形的是神经的纵切面,圆形的是横切面。

**镜下观察**

1.纵切面 着重观察神经纤维的结构。

(1)低倍镜观察:神经外面包以疏松结缔组织,即神经外膜。神经纤维排列紧密,中间有少量结缔组织即神经内膜。选择切到郎飞结的神经纤维在高倍镜下观察。

(2)高倍镜观察:①轴突,居神经纤维的中轴,细长,呈紫红色的线条状。②施万细胞,呈藕节样包在轴突外面。③髓鞘,在轴突的两侧,由于髓鞘中的脂类成分在制片过程中被乙醇等有机溶剂溶解,因而只剩下浅红色的网状结构。髓鞘呈节段性,相邻节段的间断处称为郎飞结(Ranvier node),两相邻郎飞结之间的一段神经纤维称结间体(internode)。④外侧胞质,位于髓鞘外面,呈浅红色的线状结构,有时可见施万细胞的细胞核,呈椭圆形或杆状,染色较浅(图33)。

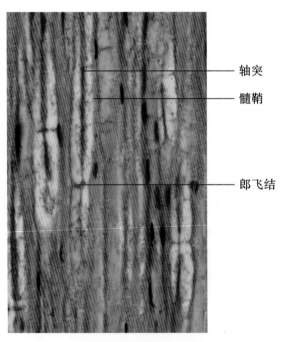

轴突
髓鞘
郎飞结

图33 有髓神经纤维纵切面 HE 染色 高倍

2.横切面 着重了解神经的组成。

(1)低倍镜观察:包绕整个神经外面的结缔组织为神经外膜。在神经内有多个圆形的神经束,大小不等。神经束的表面也有结缔组织,为神经束膜,此膜染色深,较明显。在每个神经束内,有大量圆形呈"⊙"状的神经纤维横切面,在每条神经纤维的外面可见到很薄的结缔组织,即神经内膜。

(2)高倍镜观察:神经纤维呈圆形,粗细不等。每条神经纤维中央为染成紫红色点状的轴突切面。其外为浅红色网状结构,即髓鞘。髓鞘外面为施万细胞的外侧胞质,有的切面可见施万细胞的核。神经纤维之间可见少量结缔组织和毛细血管(图34)。

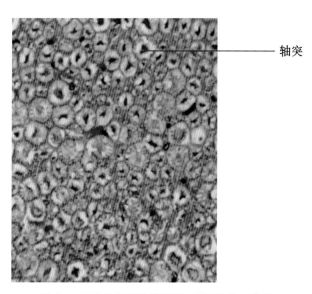

—————— 轴突

**图34 有髓神经纤维横切面 HE染色 高倍**

### 三、感觉神经末梢

标本为手指皮,HE染色。

肉眼观察

标本中紫蓝色一侧为表皮,浅红色的为真皮,真皮下方为皮下组织。

镜下观察

1.触觉小体

(1)低倍镜观察:真皮结缔组织向表面伸出一些突起为真皮乳头。在真皮乳头层内可见椭圆形小体,即触觉小体。

(2)高倍镜观察:触觉小体外包结缔组织被囊,内可见横行排列的触觉细胞核,神经纤维入囊后失去髓鞘弯曲缠绕在触觉细胞表面,但在HE染色标本难以分辨(图35)。

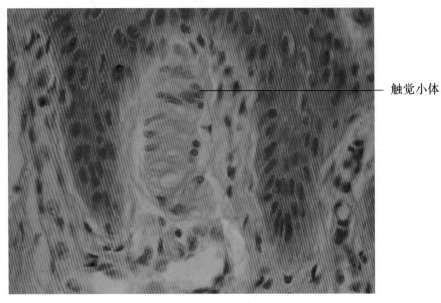

触觉小体

**图35 触觉小体 HE染色 高倍**

位于真皮乳头内,呈椭圆形,外包结缔组织被囊。

2. 环层小体

(1)低倍镜观察:在真皮深层或皮下组织内,可见体积较大的圆形或椭圆形的结构即环层小体。

(2)高倍镜观察:环层小体多为横切面,周围为扁平细胞构成的多层同心圆状排列的被囊,中央有一圆柱体,呈红色点状即为内棍(图36)。

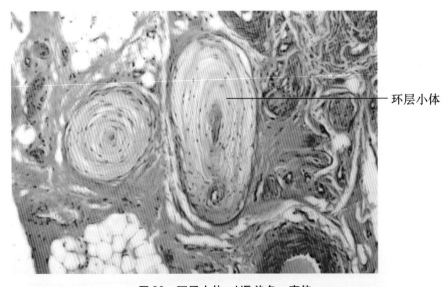

环层小体

**图36 环层小体 HE染色 高倍**

纵切面呈卵圆形,横切面呈圆形,中央圆柱体周围有多层同心圆排列的扁平细胞。

### 四、躯体运动神经末梢——运动终板

标本为肋间肌,特殊染色。

低倍镜观察

骨骼肌纤维染成紫红色,神经纤维着棕黑色。可见神经纤维的轴突像树枝样反复分支,末端有膨大分布于骨骼肌纤维上。

高倍镜观察

可见轴突末梢的分支呈爪状,末端扣状膨大附着在骨骼肌纤维表面,此结构为运动终板(图37)。

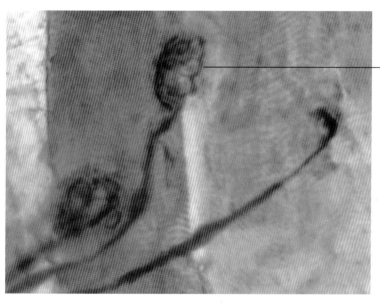

——运动终板

**图37 运动终板 特殊染色 高倍**
躯体运动神经末梢分支与骨骼肌细胞膜形成突触,呈椭圆形板状隆起。

### 五、神经胶质细胞

标本为神经胶质细胞,特殊染色。

高倍镜观察

1. 星形胶质细胞
(1)原浆性星形胶质细胞:多位于灰质内,突起短而粗,数量多,分支也多(图38)。
(2)纤维性星形胶质细胞:多位于白质内,突起细长,数量较少,分支少,表面光滑。

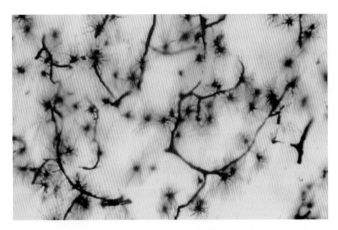

**图38　星形胶质细胞　特殊染色　高倍**

细胞呈星形,突起较多,有些突起末端形成脚板贴附于毛细血管壁上。

2. 少突胶质细胞　细胞体积小,突起数目少,分支不多,常呈串珠状(图39)。

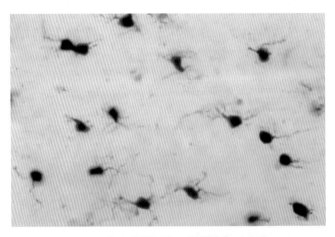

**图39　少突胶质细胞　特殊染色　高倍**

胞体呈梨形,突起较少。

3. 小胶质细胞　胞体呈梭形,突起较少,但表面有许多小棘突(图40)。

4. 室管膜细胞　呈立方形或柱状,单层被覆于脑室和脊髓中央管腔面,形成室管膜。

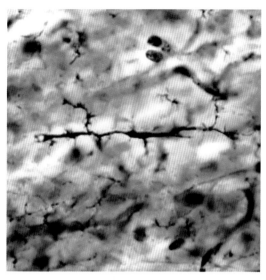

**图40　小胶质细胞　特殊染色　高倍**
胞体瘦长,突起细长有分支。

## 【实验报告】

描绘高倍镜下神经元、神经胶质细胞、神经纤维、神经末梢的形态。

## 【思考与练习】

1.简述神经元的形态结构特点。
2.简述神经纤维的结构特点。
3.简述神经末梢的分类、分布与功能。
4.简述神经胶质细胞的类型、形态与分布。

# 实验七

# 神经系统

## 【实验目的】

1. 熟悉　大脑皮质、小脑皮质的组织结构特点。
2. 了解　脊神经节的组织结构。

## 【实验用品】

1. 实验器材　普通光学显微镜。
2. 实验标本及图片　脊神经节切片、大脑皮质切片、小脑皮质切片。

## 【实验内容】

### 一、假单极神经元

标本为脊神经节,HE 染色。

低倍镜观察

可见神经节内有许多大小不等、圆形的细胞聚集区域。

高倍镜观察

该细胞为假单极神经元,其突起多被切断,故细胞呈圆形,体积较大,胞质内含有许多嗜碱性的颗粒物质即尼氏体。细胞核大而圆,染色较浅(图41)。

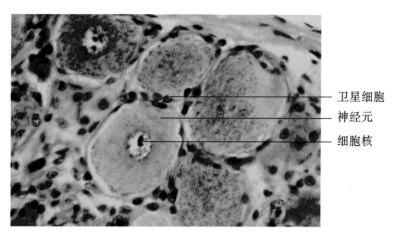

分子层区以外　卫星细胞
　　　　　　　神经元
　　　　　　　细胞核

图41　脊神经节假单极神经元　HE 染色　高倍

## 二、大脑皮质

标本为大脑皮质,HE 染色、银染。

低倍镜观察

大脑皮质由表及里一般可分为 6 层(图 42)。

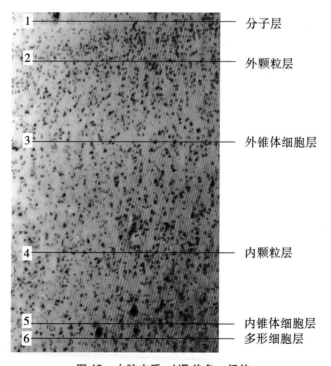

1　分子层
2　外颗粒层
3　外锥体细胞层
4　内颗粒层
5　内锥体细胞层
6　多形细胞层

图 42　大脑皮质　HE 染色　低倍

示大脑皮质的功能区,有锥形细胞、星形细胞和梭形细胞等神经元。

**高倍镜观察**

1.分子层　神经元较少,主要是水平细胞和星形细胞。

2.外颗粒层　由许多星形细胞和少量小型锥体细胞构成。

3.外锥体细胞层　主要是中、小型锥体细胞,它们的顶树突伸至分子层,轴突组成联合传出纤维。

4.内颗粒层　细胞密集,多数是星形细胞。

5.内锥体细胞层　主要由大、中型锥体细胞组成,其顶树突伸至分子层,轴突组成投射纤维(图43)。

6.多形细胞层　以梭形细胞为主,还有锥体细胞和颗粒细胞。

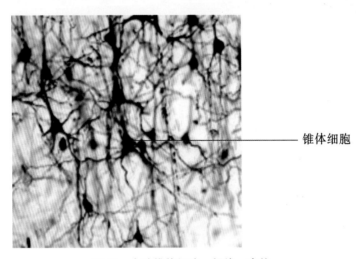

锥体细胞

图43　大脑锥体细胞　银染　高倍

## 三、小脑皮质

标本为小脑皮质,HE 染色。

**肉眼观察**

小脑表面有许多平行的横沟,把小脑分隔成许多小叶片。每一叶片表面是一层灰质,即小脑皮质,皮质下为髓质。

**低倍镜观察**

小脑皮质从外到内明显地分3层(图44)。

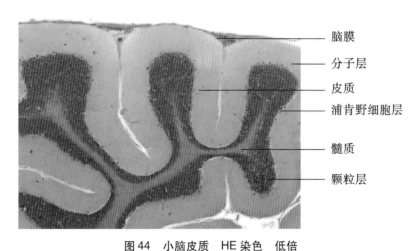

**图44 小脑皮质 HE 染色 低倍**

小脑皮质由表及里可分为分子层、浦肯野细胞层和颗粒层。

高倍镜观察

1. 分子层 此层较厚,神经元较少,主要有两种:一种是小型多突的星形细胞,另一种是篮状细胞。

2. 浦肯野细胞层 由一层浦肯野细胞胞体组成。浦肯野细胞是小脑皮质中最大的神经元,胞体呈梨形,从顶端发出 2~3 条粗的主树突伸向分子层,树突的分支繁多,形如柏叶状;轴突自胞体底部发出,离开皮质进入髓质,终止于小脑内部的核群(图45)。

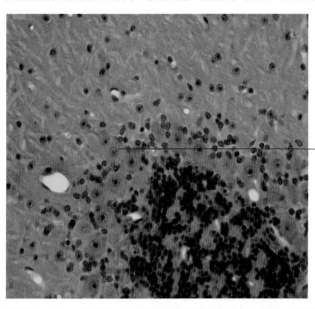

**图45 小脑皮质浦肯野细胞 HE 染色 高倍**

胞体大呈梨形,核大而圆,胞质丰富、浅染。

3. 颗粒层 此层由密集的颗粒细胞和一些高尔基细胞组成。

## 【实验报告】

描绘高倍镜下神经元、神经胶质细胞、神经纤维、神经末梢的形态。

## 【思考与练习】

1. 大脑皮质分几层?
2. 小脑皮质的结构特点如何?

# 实验八

# 皮　肤

## 【实验目的】

1. 掌握　表皮的形态结构特点;真皮的结构特点。
2. 熟悉　皮肤的附属器形态结构特点。

## 【实验用品】

1. 实验器材　普通光学显微镜。
2. 实验标本及图片　皮肤切片。

## 【实验内容】

皮肤由表皮和真皮构成,借皮下组织与深层组织相连,皮肤内有毛发、皮脂腺、竖毛肌、汗腺等附属器。

## 一、表皮与真皮

肉眼观察

表面染成深色的部分为表皮,其下方染色较浅的部分为真皮和皮下组织。

低倍镜观察

表皮为角化的复层扁平上皮,切片中染成深蓝色的部分为表皮深层,表皮角质层中可见汗腺导管,基底部凹凸不平,与真皮分界清楚。真皮向表皮深面形成的乳头状隆起为真皮乳头。真皮深层为由疏松结缔组织组成的皮下组织(图46)。

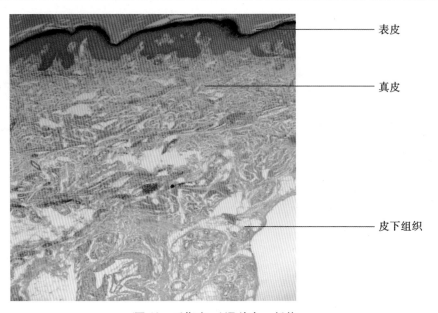

**图 46　手指皮　HE 染色　低倍**

表皮为角化的复层扁平上皮，真皮为致密结缔组织，深部为皮下组织。

高倍镜观察

1. 表皮　由基底至表面可以分为如下连续的 5 层结构（图 47）。

（1）基底层：位于基膜上，由一层矮柱状的基底细胞构成。胞质嗜碱性较强（图 48）。

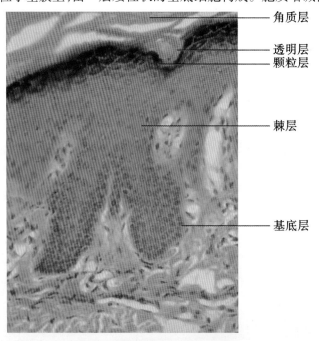

**图 47　手指皮　HE 染色　高倍**

示表皮角质形成细胞各层。

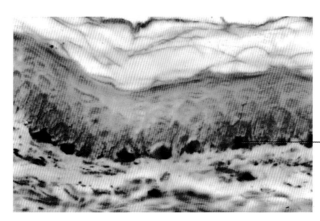

图48  表 皮  特殊染色  高倍
表皮基底层的黑色素细胞内可见黄褐色的黑色素颗粒。

（2）棘层：在基底层的浅面，由4~10层多边形细胞构成，核呈圆形或者椭圆形，胞质弱嗜碱性。有时可见相邻细胞间有许多短小的棘状突起相连。

（3）颗粒层：由2~3层梭形细胞构成，胞质含有强嗜碱性透明角质颗粒，核浅染。

（4）透明层：由2~3层半透明的扁平细胞组成，胞质染为红色。细胞界限不清，核和细胞器均已消失。

（5）角质层：皮肤最外层粉红色结构，由多层扁平、角化的死细胞组成。角质层中可有螺旋状汗腺导管切面。

2.真皮  可分为乳头层和网织层。

（1）乳头层：为真皮的外层，突入表皮底面，呈乳头状，即真皮乳头，乳头内可见纤细的胶原纤维、毛细血管或椭圆形的触觉小体。

（2）网织层：由致密结缔组织构成，其中有较大的血管、大小不等的神经纤维束、环层小体、汗腺导管和分泌部的切面。

## 二、皮肤附属器

高倍镜观察

1.毛发

（1）毛干：露在皮肤外部，有的已折断。

（2）毛根：圆柱状毛根位于皮肤之内。

（3）毛囊：包裹毛根，分两层。内层与表皮深层连续，由多层上皮细胞构成，为上皮根鞘；外层由结缔组织构成，为结缔组织鞘。

（4）毛球：位于毛囊与毛根末端，膨大呈球状（图49）。

（5）毛乳头：毛球底部凹陷，其内有结缔组织突入。

2.皮脂腺  多位于毛囊与竖毛肌之间，为泡状腺，分泌部浅染，无腺腔；导管短，多开口于毛囊。

3. 竖毛肌　在皮脂腺下方可见斜行的平滑肌束,即竖毛肌,起始于真皮乳头层,止于毛囊。

4. 汗腺　由分泌部和导管部组成。

(1)分泌部:腺腔小,由单层矮柱状细胞围成,细胞染色较浅,核圆,位于基底部。腺细胞与基膜之间可见肌上皮细胞。

(2)导管部:由两层深染的立方形细胞围成。

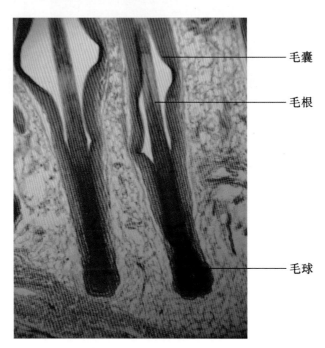

毛囊

毛根

毛球

**图 49　头皮　HE 染色　高倍**
示毛囊、毛根、毛球。

## 【实验报告】

描绘高倍镜下皮肤的形态。

## 【思考与练习】

1. 光镜下人表皮从基底面到游离面分几层?
2. 光镜下真皮分几层?
3. 毛发由哪几部分组成?

# 实验九

# 眼与耳

## 【实验目的】

1. 掌握 角膜和视网膜的结构特点。
2. 熟悉 虹膜、眼球内容物的结构特点;螺旋器的组织结构。
3. 了解 眼睑形态结构;位觉斑和壶腹嵴的结构。

## 【实验用品】

1. 实验器材 普通光学显微镜。
2. 实验标本及图片 眼球切片、内耳切片。

## 【实验内容】

### 一、眼球

肉眼观察

眼球是一球形器官,前部稍向前突出,后部有视神经(图50)。
眼球壁由外向内分为三层。
1. 纤维膜 位于眼球最外层,可分为三部分。
(1)角膜:在眼球前部,稍向前突出。
(2)巩膜:在眼球后部,与角膜相连。
2. 血管膜 纤维膜内侧面棕黑色部分,可分为两部分。
(1)脉络膜:在眼球后部紧贴于巩膜内面。
(2)睫状体:是由虹膜向前增厚的部分,其内侧为睫状突。

（3）虹膜：睫状体前方游离于角膜与晶状体之间的部分。虹膜中央的缺口为瞳孔。

3. 视网膜　位于血管膜内面，可分为两部分。

（1）视网膜视部：在脉络膜内面。

（2）视网膜盲部：紧贴睫状体与虹膜内面。

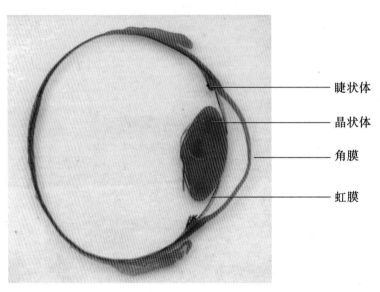

图 50　眼球　HE 染色　肉眼观

睫状体

晶状体

角膜

虹膜

**低倍镜观察**

主要观察眼球后部，由外向内观察以下两部分结构。

1. 巩膜　厚，主要由大量胶原纤维构成。

2. 脉络膜　在巩膜内侧，由富含血管和色素细胞的疏松结缔组织组成。在睫状体与脉络膜交界处可见视网膜细胞层数增多，此部为视网膜视部和盲部交界处，称为锯齿缘。

**高倍镜观察**

1. 角膜　由前向后依次分为五层（图 51）。

（1）角膜上皮：为复层扁平上皮，基部平坦，不含色素。

（2）前界层：为一均质粉红色薄膜。

（3）角膜基质：最厚，由多层与表面平行的胶原板层构成，层间有扁平形的成纤维细胞。

（4）后界膜：为一层较前界膜更薄的均质膜。

（5）角膜内皮：为单层扁平或立方上皮。

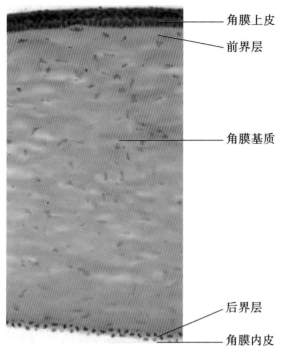

角膜上皮
前界层
角膜基质
后界层
角膜内皮

**图51 眼角膜 HE染色 高倍**
示眼角膜五层结构。

2. 巩膜 在角膜和巩膜交界处内侧有一内皮围成的管道为巩膜静脉窦。小梁网位于巩膜静脉窦内侧,呈筛网状。

3. 睫状体 位于脉络膜前方,前内侧的睫状突表面有半透明的睫状小带连于晶状体。睫状体由外向内依次分为三层。

(1)睫状肌层:含纵行、放射状和环形三种走行的平滑肌。

(2)基质:较薄,为富含血管和色素细胞的结缔组织。

(3)睫状体上皮:外层为色素上皮;内层为立方上皮。

4. 虹膜 位于睫状体前方,由前向后分为三层。

(1)前缘层:覆盖于虹膜前表面,与角膜内皮相连续,主要由不连续扁平的成纤维细胞覆盖。

(2)虹膜基质:较厚,为富含血管和色素细胞的疏松结缔组织。

(3)虹膜上皮:位于虹膜后面,为视网膜虹膜部,它与视网膜睫状体部相延续,由两层细胞组成。前层细胞演变为瞳孔括约肌和瞳孔开大肌,前者位置靠近瞳孔缘,因其走行为环形多被横切;后者位于其外侧,因其放射状排列多被纵切,细胞呈现梭形。后层为色素上皮细胞。

5. 视网膜 由外向内分为四层(图52)。

(1)色素上皮层:由单层立方色素上皮细胞构成。上皮基底部紧贴玻璃膜;细胞核圆形,位于近基部,胞质内可见大量粗大的、棕黄色黑素颗粒,胞质顶部有突起伸入视细胞外突之间。制片时,此层极易与视细胞层分离。

(2)视细胞层:此层中部,大量视细胞密集排列,核小而圆、深染,胞体难以区分。视细胞的外突伸向色素上皮层,细杆状的为视杆细胞,锥体形而染色深的为视锥细胞。内突短,淡粉红色。

(3)双极细胞层:此层中部也有大量胞核聚集排列,但此细胞层稀疏,不能分辨胞体和突起,也不能分辨各种细胞。

(4)节细胞层:稀疏的节细胞排列于一个水平,核较大,细胞界限不清,玻璃体侧可见水平走行的节细胞突。此层内可见小血管,为视网膜中动、静脉的分支。

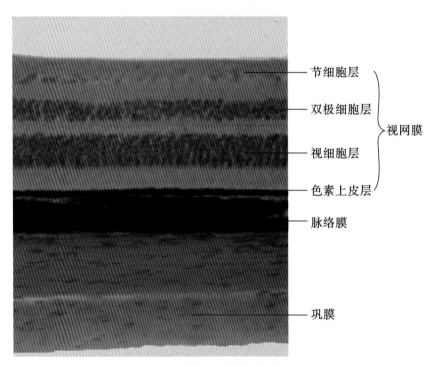

图52　眼球壁　HE染色　高倍

## 二、眼球内容物

眼球内容物包括房水、晶状体和玻璃体,均无色透明,与角膜共同组成眼的屈光系统。

### 三、眼附属器

低倍镜观察

1.眼睑  覆盖于眼球前方,有保护作用。由外向内分为皮肤、皮下组织、肌层、睑板和睑结膜五层结构(图53)。

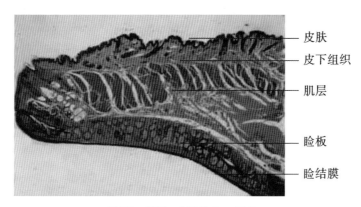

皮肤
皮下组织
肌层
睑板
睑结膜

**图 53  眼睑  HE 染色  低倍**
示眼睑由外向内分为皮肤、皮下组织、肌层、睑板和睑结膜五层结构。

2.泪腺  腺上皮为单层立方或柱状细胞,细胞内有分泌颗粒。

### 四、耳蜗

肉眼观察

耳蜗呈锥体形,中央着色深的是蜗轴。在蜗轴的两侧各有三四个圆形的管状结构,即为耳蜗的横切面。

低倍镜观察

蜗轴除骨组织外有许多无髓神经纤维及成堆的螺旋神经节细胞,螺旋神经节细胞的树突分布于毛细胞底部。但在 HE 染色标本上见不到。其轴突组成蜗神经。

观察一个耳蜗骨性管道的切面,在骨性管道内套有一个三角形的螺旋形膜性管道称为膜蜗管。膜蜗管把骨性蜗管分隔出两个空间,位于膜蜗管上方的称为前庭阶,下方的为鼓室阶(图54)。

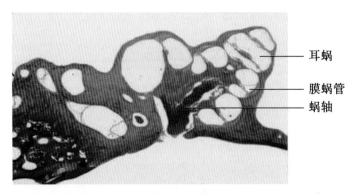

**图 54　内耳　HE 染色　低倍**

示耳蜗、蜗轴、膜蜗管。

**高倍镜观察**

1. 膜蜗管　由三个壁围成(图 55)。

(1)上壁:为前庭膜,是由两层单层扁平上皮中间夹有少量结缔组织构成的薄膜,它是前庭阶和膜蜗管的分界。

(2)外壁:为含有毛细血管的复层柱状上皮(称血管纹)及其下方增厚的骨膜(称螺旋韧带)。

(3)下壁:是膜蜗管和鼓室阶之间的分界部,它由两部分组成。内侧是由蜗轴向外伸出的骨组织构成,被染成紫红色,称为骨性螺旋板;外侧为膜性组织,被染成红色,称为基底膜。基底膜的鼓室阶面衬有一层扁平上皮,其膜蜗管面的上皮分化为螺旋器。在螺旋器的上方可见一薄膜称盖膜。

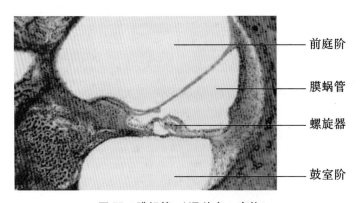

**图 55　膜蜗管　HE 染色　高倍**

呈三角形,上壁为前庭膜,下壁为骨螺旋板和基底膜,外侧壁为血管
纹,示前庭阶、鼓室阶、膜蜗管和螺旋器。

2. 螺旋器　由毛细胞和支持细胞(柱细胞、指细胞)组成。在基底膜上可见由内柱细胞与外柱细胞围成的内隧道。在内柱细胞的内侧为内指细胞,其上为内毛细胞,均为一排;在外柱细胞的外侧为外指细胞,其上为外毛细胞,均为 3～4 排(图 56)。

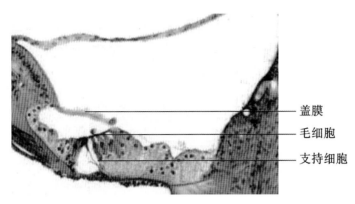

**图 56　螺旋器　HE 染色　高倍**

示盖膜、毛细胞和支持细胞。

盖膜
毛细胞
支持细胞

## 五、前庭与位觉斑

前庭为一膨大的腔。膜前庭由椭圆囊和球囊组成。椭圆囊和球囊的黏膜局部增厚，分别称椭圆囊斑和球囊斑，均为位觉感受器，合称位觉斑，感受身体的直线变速运动和静止状态（图 57）。

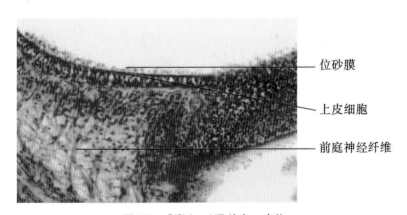

位砂膜
上皮细胞
前庭神经纤维

**图 57　球囊斑　HE 染色　高倍**

示球囊斑顶端的位砂膜、上皮细胞等，深层结缔组织内可见前庭神经纤维。

## 六、半规管与壶腹嵴

骨半规管为 3 个相互垂直的半环形骨管。膜半规管壶腹部的一侧黏膜增厚，形成壶腹嵴。壶腹嵴也是位置觉感受器，感受身体或头部的旋转变速运动（图 58）。

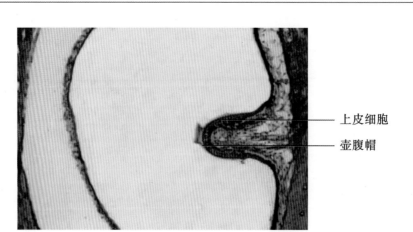

上皮细胞

壶腹帽

**图 58　壶腹嵴　HE 染色　高倍**
示壶腹嵴顶端的壶腹帽及上皮细胞。

## 【实验报告】

描绘高倍镜下眼球和内耳的形态。

## 【思考与练习】

1. 试述眼球壁的 3 层结构。
2. 描述角膜的光镜结构。
3. 试述视网膜的组织结构。
4. 试述听觉感受器的结构及功能。

# 实验十

# 循环系统

【实验目的】

掌握心脏正常的组织结构;大动脉、大静脉、中动脉、中静脉管壁的结构特征。

【实验用品】

1. 实验器材　普通光学显微镜。
2. 实验标本及图片　血管切片、心脏切片。

【实验内容】

## 一、中动脉

**肉眼观察**

管壁较厚,管腔较圆、较小的是中动脉。

**低倍镜观察**

管壁分 3 层,由腔面向外观察。

1. 内膜　很薄。在腔面只见一层内皮细胞核。内弹性膜为一层红色、折光性强、呈波浪状的膜,与中膜分界明显。

2. 中膜　最厚,主要由环形平滑肌组成。其间有少量弹性纤维和胶原纤维。

3. 外膜　厚度与中膜大致相等,在中膜与外膜交界处有外弹性膜,故与中膜分界明显。外膜的主要成分是结缔组织,其中含有弹性纤维,多为纵行,故此处可见纤维的斜切面和横切面。外膜内有营养血管及神经的切面(图 59)。

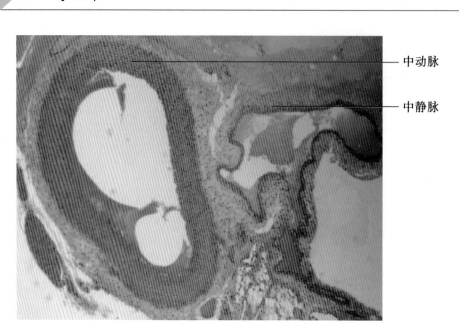

中动脉

中静脉

**图59    中动脉和中静脉    HE 染色    低倍**

中动脉管壁厚,管腔形态规则,中静脉管壁薄,管腔形态不规则。

高倍镜观察

1.内膜    可分3层。

(1)内皮:细胞界限不明显,可见其细胞核,呈扁圆形突向管腔。在切片上内皮常有脱落而不可见。

(2)内皮下层:位于内皮下方,很薄,含有胶原纤维和弹性纤维。有时内皮下层不易分清。

(3)内弹性膜:为内膜最外一层,呈波浪状,红色,折光性强。厚度也较均一。

2.中膜    平滑肌纤维的细胞核呈杆状,有时因平滑肌纤维收缩,胞核螺旋扭曲。平滑肌纤维之间有弹性纤维和胶原纤维。弹性纤维着粉红色,折光性强;胶原纤维着色浅,不易分清。

3.外膜    与中膜相连处为外弹性膜,断续且呈波浪状。在外膜的结缔组织中含有弹性纤维,大多纵行或螺旋,故被切成多边形、不规则形小块或条纹状的切面,红染且折光性强。结缔组织中可见营养血管及神经的切面。

## 二、中静脉

肉眼观察

管壁较薄、管腔较大且不规则的是中静脉。

低倍镜观察

管壁亦分3层,由腔面向外观察(图59)。

1. 内膜 很薄,只见内皮细胞核,内弹性膜不明显,故与中膜分界不清。
2. 中膜 较薄,主要由 3~5 层环形平滑肌组成。其间有少量结缔组织。
3. 外膜 较中膜厚,由结缔组织组成。无外弹性膜,故与中膜分界不清。

高倍镜观察

1. 内膜 分为 3 层。
(1)内皮:内皮细胞核呈扁圆形突向管腔。
(2)内皮下层:为少量结缔组织。
(3)内弹性膜:不明显。
2. 中膜 主要为 3~5 层环形平滑肌,常呈束状,被结缔组织隔开。
3. 外膜 无外弹性膜。近中膜处有时见纵行平滑肌的横切面。此外,可见胶原纤维、弹性纤维及血管、神经的切面。

## 三、大动脉

肉眼观察

标本为长方形(大动脉横切面的一部分),有的标本凹面是管腔面。

低倍镜观察

由腔面向外观察,分为 3 层膜(图 60)。

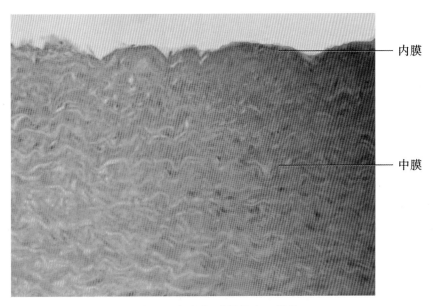

**图 60 大动脉 HE 染色 低倍**
管壁分内膜、中膜和外膜 3 层,分界不清,中膜最厚,含有大量弹性纤维。

1. 内膜 最薄,内皮只见其细胞核,内皮下层较薄,内弹性膜数层,与中膜弹性膜分界不清。

2. 中膜　最厚,主要为数十层同心圆排列的弹性膜,各层弹性膜间由弹性纤维相连,弹性膜之间还有环形平滑肌、胶原纤维和弹性纤维。

3. 外膜　较薄,由结缔组织组成。其外弹性膜与中膜分界不清。

**高倍镜观察**

1. 内膜　分为3层。

(1)内皮:只见其扁圆形细胞核,有时内皮脱落而不完整。

(2)内皮下层:比中动脉要厚,其中除胶原纤维和弹性纤维外,还夹有一些散在的纵行平滑肌的横切面。

(3)内弹性膜:数层,与中膜的弹性膜相连,故无明显分界。其间夹有少量平滑肌纤维。

2. 中膜　最厚,可见发达的弹性膜呈波浪状,着粉红色,折光性强。其间夹有平滑肌纤维和胶原纤维。

## 四、大静脉

**低倍镜观察**

由腔面向外观察,分为3层膜。

1. 内膜　最薄,内皮只见其细胞核,内皮下层较薄。

2. 中膜　较薄,主要成分有结缔组织,含少量环形平滑肌、胶原纤维和弹性纤维。

3. 外膜　较厚,由结缔组织组成,含大量的纵行平滑肌束。

## 五、心脏

**肉眼观察**

标本凹凸不平、着浅粉色的一面是心内膜,可见心瓣膜;中间很厚、着红色的是心肌膜;其外是心外膜。

**镜下观察**

低倍镜结合高倍镜观察心壁分3层,心内膜、心肌膜、心外膜,由内向外观察。

1. 心内膜　分为3层。

(1)内皮:较薄,表面为扁圆形的内皮细胞核,与血管内皮相似。

(2)内皮下层:其薄层结缔组织中含有少量平滑肌纤维。

(3)心内膜下层:紧靠心肌膜为结缔组织,内含浦肯野纤维,其直径较一般心肌纤维粗、染色较浅,肌浆丰富,肌原纤维少,横纹不太明显。

2. 心肌膜　最厚,占心壁的绝大部分,主要由心肌纤维组成,其间有结缔组织及丰富血管。心肌纤维呈螺旋状排列,可分内纵、中环、外斜各层,故在切片中能见到各种心肌纤维的切面。其间可见丰富的毛细血管和少量结缔组织。

3. 心外膜　为薄层结缔组织,其中可见管壁厚,管腔小而规则的小动脉;管壁薄,管腔大而不规则的小静脉;毛细血管、神经及脂肪组织。其外表面被覆一层间皮。

## 【实验报告】

描绘高倍镜下血管壁与心壁的组织结构。

## 【思考与练习】

1. 试述大动脉和中动脉结构的异同点。
2. 如何在切片中区别中动脉和中静脉?
3. 试述心脏的组织结构特点。

# 实验十一

# 呼吸系统

【实验目的】

1. 掌握　肺呼吸部的组织结构。
2. 熟悉　辨认肺内导气部各段结构特点及其移行变化的规律。
3. 重点观察　呼吸管道三层膜结构。

【实验用品】

1. 实验器材　普通光学显微镜。
2. 实验标本及图片　气管切片、肺切片。

【实验内容】

## 一、气管

肉眼观察

标本中蓝色半环形结构为气管软骨环,缺口侧为气管壁背侧,与食管相邻。

低倍镜观察

由腔面向外分清气管三层膜结构(图61)。

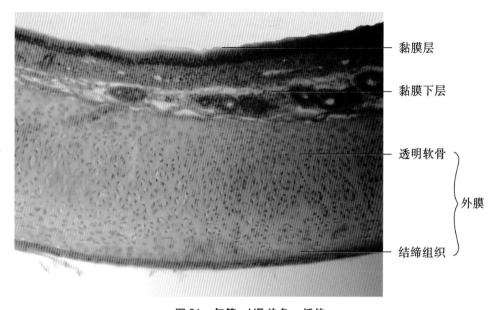

**图61 气管 HE染色 低倍**

气管黏膜为假复层纤毛柱状上皮;黏膜下层有大量气管腺;外膜为透明软骨及结缔组织。

1.黏膜 ①上皮为假复层纤毛柱状上皮,基膜很明显。②固有层由含细密纤维的结缔组织组成,内有弥散的淋巴组织,并有气管腺导管的纵横切面。

2.黏膜下层 由疏松结缔组织组成,其中含有混合性腺体构成的气管腺、血管及神经等。

3.外膜 由透明软骨和结缔组织组成。在软骨环缺口处可见平滑肌纤维束,大部分为纵切面,小部分为横切面,注意与致密结缔组织相区别。此处也可见到气管腺。

高倍镜观察

(1)假复层纤毛柱状上皮内的杯状细胞、梭形细胞、锥形细胞和柱状细胞及游离面的纤毛清楚可见。

(2)在固有层与黏膜下层交界处可见有红染的、呈小亮点状、横断的弹性纤维层,此层属于黏膜层,可作为固有层与黏膜下层的分界。

(3)混合性腺由浆液性腺泡和黏液性腺泡组成。

## 二、肺

肉眼观察

肉眼观为一小块海绵样组织,大部分是肺的呼吸部,其内有大小不等的腔隙,是肺内各级支气管或动、静脉的切面。

低倍镜观察

1.导气部 包括小支气管、细支气管和终末细支气管(图62)。

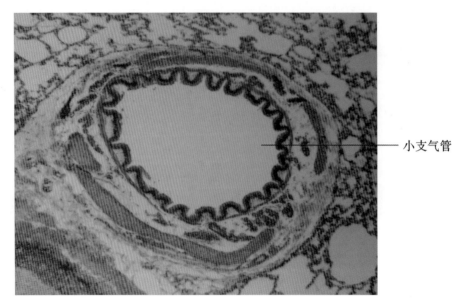

——— 小支气管

**图 62　肺导气部　HE 染色　低倍**
肺内小支气管,管壁内软骨已不完整、腺体数量减少,黏膜可见有皱襞。

(1)小支气管:为标本中管腔最大者。

1)黏膜:①上皮为假复层纤毛柱状上皮。②固有层位于上皮下,为较薄且较细密的结缔组织。在固有层外有平滑肌纤维。

2)黏膜下层:较疏松,含有少量腺体。

3)外膜:由散在的透明软骨片和疏松结缔组织组成。在疏松结缔组织内,有营养小支气管的小动、静脉切面。在小支气管壁的外侧,可见到伴行的肺动脉分支。

(2)细支气管:可见管腔较小,上皮是假复层或单层纤毛柱状,有少量杯状细胞,固有层薄,平滑肌相对增多。黏膜下层更薄,有少量腺体或无腺体。外膜软骨片变小、减少或完全消失。

(3)终末细支气管:管腔更小,腔面起伏不平。为单层纤毛柱状上皮,没有杯状细胞。平滑肌相对增多,环绕成层。无腺体及软骨片。

2.呼吸部　呼吸部包括呼吸性细支气管、肺泡管、肺泡囊和肺泡,充满在肺的导气部之间,因其各段均附有能够进行气体交换的肺泡故称呼吸部(图63)。

(1)呼吸性细支气管:因有肺泡通连,故管壁不完整。其上皮不一致,有单层纤毛柱状上皮、单层柱状上皮、单层立方上皮。仅有少量平滑肌和结缔组织围绕其周围。有时可见细支气管、终末细支气管、呼吸性细支气管、肺泡管、肺泡囊和肺泡因纵切而相通连,可据此了解它们的过渡变化。

(2)肺泡管:纵切时管腔较大、较长,管壁上有很多肺泡的开口,其管壁位于肺泡之间突向管腔的部位,呈结节状膨大,由一小束横断的平滑肌纤维及被覆在其表面的单层立方上皮组成。

(3)肺泡囊:位于肺泡管末端,为数个肺泡共同开口的地方。

（4）肺泡：为多边形或圆形薄壁囊泡，一侧开口，可连通呼吸性细支气管、肺泡管、肺泡囊。肺泡腔面衬有一层肺泡上皮细胞，相邻肺泡的上皮之间为薄的肺泡隔。

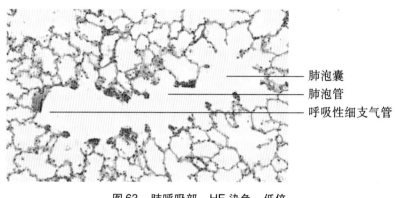

**图 63　肺呼吸部　HE 染色　低倍**
示呼吸性细支气管、肺泡管和肺泡囊。

### 高倍镜观察

（1）在肺泡隔内可见毛细血管切面，并有弹性纤维和少量胶原纤维，用特殊方法才可看清。

（2）肺泡上皮有两种细胞：①Ⅰ型肺泡细胞，又称扁平细胞。由于肺泡隔很薄，肺泡上皮与毛细血管内皮紧密相贴，两者的细胞核不易分辨，故Ⅰ型肺泡细胞无法辨认。②Ⅱ型肺泡细胞，又称分泌细胞。细胞略呈立方形，细胞核大、呈圆形，细胞顶部胞质呈泡沫状（图 64）。

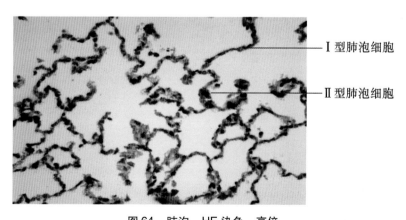

**图 64　肺泡　HE 染色　高倍**
肺泡壁由扁平Ⅰ型肺泡细胞和立方形Ⅱ型肺泡细胞组成。

（3）在肺泡腔或肺泡隔内，还可见到尘细胞，为吞噬尘埃颗粒的肺泡巨噬细胞，细胞呈椭圆形或不规则形，胞质内含有大量棕黑色颗粒，即为所吞噬的尘埃颗粒，细胞核有时被颗粒遮盖以致不能看到。

## 【实验报告】

描绘高倍镜下气管壁与肺的组织结构。

## 【思考与练习】

1.气管的组织结构是什么？气管软骨环缺口处有何组织？其生理功能是什么？

2.肺导气部结构演变规律如何？支气管哮喘导致呼吸困难的原因是什么？

3.肺呼吸部各段的结构特点如何？

# 实验十二

# 消化管

## 【实验目的】

1. 掌握　胃底4层膜的结构,重点观察并掌握胃底黏膜结构并联系其功能;小肠壁的4层膜结构,重点观察并掌握小肠黏膜的结构;结肠壁的结构及阑尾的一般结构。
2. 熟悉　食管的结构,体会消化管壁4层膜的结构特点。

## 【实验用品】

1. 实验器材　普通光学显微镜。
2. 实验标本及图片　食管切片、胃切片、小肠切片、大肠切片、阑尾切片。

## 【实验内容】

### 一、食管

肉眼观察

食管横切面的一部分,其腔面一层深紫色带状结构为上皮;上皮外是管壁的其他各层。

低倍镜观察

观察食管壁4层结构,即黏膜层、黏膜下层、肌层和外膜(图65)。

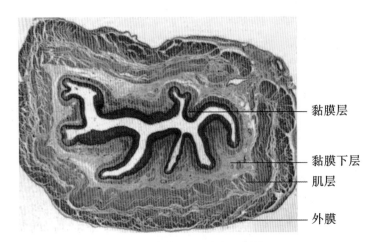

黏膜层

黏膜下层
肌层

外膜

**图65　食管　HE染色　低倍**

食管壁由内而外分4层结构,黏膜层上皮为复层扁平上皮,黏膜下层
有食管腺,肌层较厚,为平滑肌与骨骼肌,外膜较薄。

1.黏膜层　上皮为复层扁平上皮。固有层突入上皮基底部形成乳头,有些地方因切面关系,乳头似在上皮内。固有层着粉红色,纤维细密,其中夹杂有染为蓝紫色的成纤维细胞核和小的血管、淋巴管等。黏膜肌层是一层纵行的平滑肌,在食管横切面上肌细胞呈横断面。

2.黏膜下层　为疏松结缔组织,呈粉红色,纤维比较粗大,除细胞外,还有较大的血管。此外,此层可见有黏液性的复管泡状的食管腺。腺泡为圆形、卵圆形或不规则形,腺腔很小,腺细胞呈柱状或锥状,胞质着浅蓝色,核染色深,位于细胞底部。腺体小导管由单层立方细胞或柱状细胞围成,较大的导管由复层柱状上皮围成,至开口处则由复层扁平上皮围成。

3.肌层　根据取材部位的不同而肌组织类型不同。若取自食管上1/3部分,为骨骼肌;若取自食管下1/3部分,则为平滑肌;若取自中1/3部分,则出现这两种肌组织的移行混合结构。一般可分为内环、外纵两层,两层之间的结缔组织内有肌间神经丛。

4.外膜　为食管的最外层,较薄。

## 二、胃底

肉眼观察

标本为一长条形组织,一面高低不平,染为紫色者是黏膜;另一面呈粉色者为胃壁的其他部分。

低倍镜观察

分清胃壁的4层结构(图66)。

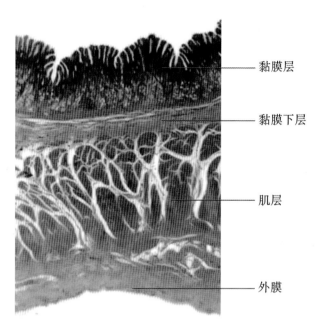

**图66　胃壁　HE染色　低倍**

分黏膜层、黏膜下层、肌层和外膜4层。

黏膜层
黏膜下层
肌层
外膜

1.黏膜层　靠近腔面,表面由单层柱状上皮覆盖,有许多较浅的上皮凹陷即胃小凹。被覆在黏膜和胃小凹表面的细胞称为表面黏液细胞。上皮下为固有层,由结缔组织构成。其中大部分由胃底腺所占据,结缔组织则很少,被挤在腺体之间。固有层下可见平滑肌,为黏膜肌层,其排列方式为内环、外纵。

2.黏膜下层　位于黏膜层下方,由疏松结缔组织组成。其中常见较大的血管。

3.肌层　为平滑肌,其肌纤维排列成2或3层,为内环、外纵或内斜、中环、外纵。在环形和纵行平滑肌间可见肌间神经丛。

4.外膜　由间皮和间皮下薄层疏松结缔组织组成。

高倍镜观察

位于胃腔表面或胃小凹的表面黏液细胞,细胞呈柱形,细胞核呈椭圆形,位于基底;顶部细胞质内充满黏原颗粒,因制片时溶解而呈空泡状。在固有层内有很多胃底腺的切面。胃底腺是分支或不分支的单管状腺,开口于胃小凹,它在标本上常被切成圆形、卵圆形,或长条形。选择胃底腺的纵切面观察下列各细胞(普通染色标本上,不能显示嗜银细胞)(图67)。

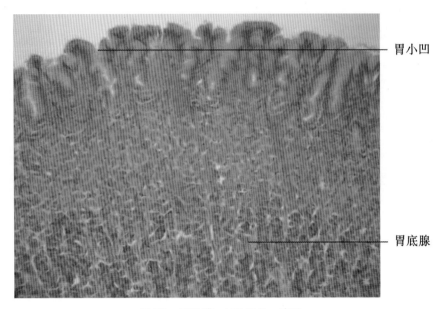

胃小凹

胃底腺

**图67　胃黏膜　HE 染色　高倍**
黏膜表面有胃小凹,上皮为单层柱状,固有层有胃底腺。

1. 主细胞　是胃底腺的主要细胞,数目最多,主要分布于胃底腺的颈和底部;细胞呈柱状,细胞核圆形,位于细胞的底部,胞质嗜碱性很强,染成紫蓝色。细胞的顶端胞质中含大量的酶原颗粒。这种细胞分泌胃蛋白酶原,故又称胃酶细胞(图68)。

2. 壁细胞　较主细胞少,多分布于胃底腺的峡、颈部;细胞体较大,呈圆形或三角形,细胞核圆形,位于细胞的中央,有时在一个细胞中可见双核,细胞质强嗜酸性,染为深红色。此细胞分泌盐酸,故又称盐酸细胞(图68)。

3. 颈黏液细胞　主要位于胃底腺的颈部,夹在壁细胞之间。细胞界限不易分清;细胞呈柱状或烧瓶状,细胞核呈扁圆形,位于基底部,胞质染色甚浅,故须仔细观察,方可辨认。

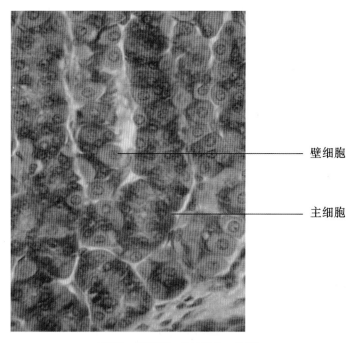

壁细胞

主细胞

图68　胃底腺　HE 染色　高倍

主细胞呈柱状,胞质嗜碱性;壁细胞呈圆形或三角形,胞质嗜酸性。

## 三、小肠

肉眼观察

切片中染成蓝紫色有较大突起的一面为黏膜,这些较大突起为小肠皱襞。在小肠皱襞上还可见无数的小突起,这些小突起即为小肠绒毛。

低倍镜观察

小肠 4 层膜的结构。

1. 黏膜层　黏膜层表面有指状突起,突向管腔,称小肠绒毛。在固有层中可见腺的各种不同切面,即肠腺。固有层下的黏膜肌层由两层平滑肌(内环、外纵)组成。

2. 黏膜下层　位于黏膜下方,由疏松的结缔组织组成,其中有血管、黏膜下神经丛和淋巴管等。

3. 肌层　在黏膜下层下方,由两层平滑肌组成(内环、外纵)。两层间常见肌间神经丛。

4. 浆膜　为肠壁的最外层,由少量疏松结缔组织和间皮组成(图69、图70)。

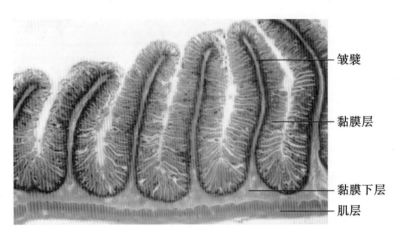

图 69　空肠　HE 染色　低倍

小肠黏膜及黏膜下层共同突起形成皱襞,皱襞上的指状突起为小肠绒毛。

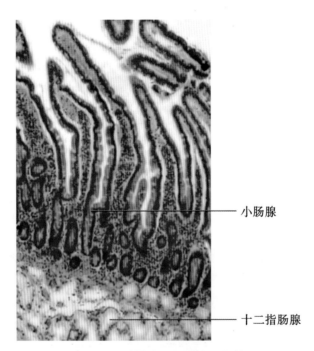

图 70　十二指肠　HE 染色　低倍

小肠腺位于黏膜固有层,十二指肠腺位于黏膜下层,为黏液性腺。

高倍镜观察

1. 小肠绒毛 为指状的黏膜突起,突向管腔。覆盖绒毛表面的是单层柱状上皮,柱状的吸收细胞之间夹杂有杯状细胞。吸收细胞顶端有明显的纹状缘。绒毛中轴是固有层,其中央有时可见中央乳糜管;此外,还可见毛细血管、平滑肌纤维、淋巴细胞等。分散的平滑肌纤维沿绒毛中轴纵行排列,它们与绒毛的运动有关(图71)。

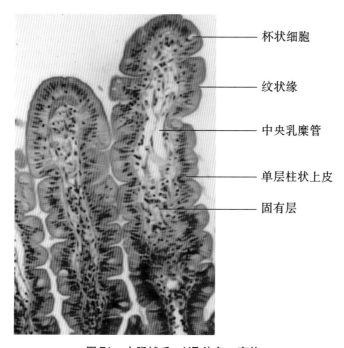

杯状细胞

纹状缘

中央乳糜管

单层柱状上皮

固有层

**图71 小肠绒毛 HE 染色 高倍**

小肠绒毛由上皮及固有层共同突起形成,上皮为单层柱状,有杯状细胞,固有层有中央乳糜管和毛细血管。

2. 肠腺 为单管状腺,由相邻绒毛根部之间的上皮下陷到固有层而形成,选择一切面观察肠腺的细胞(注意:若肠腺被横断,其结构为上皮围绕腺腔,而固有层位于上皮外周;但若小肠绒毛被横断,其结构为固有层位于中央,而上皮位于外周)。

(1)柱状细胞:又称吸收细胞。

(2)杯状细胞:柱状细胞与杯状细胞均与上皮组织实验的标本描述相同。

(3)潘氏细胞:位于肠腺底端,细胞体呈锥体形,顶部细胞质内含有许多粗大的嗜酸性颗粒,染成红色(图72)。

(4)嗜银细胞(内分泌细胞):在此普通染色标本上不能见到。

(5)未分化细胞:位于肠腺下部,潘氏细胞上方,细胞核呈圆形、浅染;细胞质着色浅;常见细胞分裂象。小肠皱襞结缔组织内可见黏膜下神经丛。

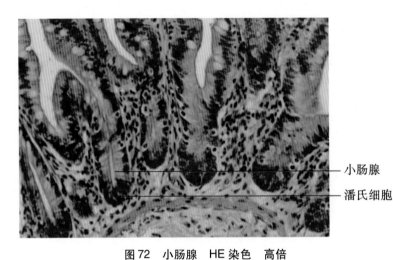

图72　小肠腺　HE 染色　高倍

小肠腺主要由柱状细胞、杯状细胞构成,腺底部呈锥形的细胞即潘氏细胞。

## 四、结肠

肉眼观察

标本一面凹凸不平,染成蓝紫色的是黏膜层,另一面染为粉红色的是肠壁的其他部分。

低倍镜观察

1. 黏膜层　无绒毛。上皮下固有层中充满大量肠腺,肠腺为单直管状腺,开口于黏膜层表面。在固有层结缔组织中可见到孤立的淋巴小结和弥散的淋巴细胞。

2. 黏膜下层　为疏松结缔组织,其内有较大的血管和黏膜下神经丛等。

3. 肌层　为内环、外纵的平滑肌。在外纵行的平滑肌中,有 1～2 处肌层增厚,为结肠带。两肌层间有少量结缔组织和肌间神经丛。

4. 浆膜　外表覆盖一层间皮细胞。当间皮下结缔组织内富于脂肪组织时,可形成突出表面的突起,称之为肠脂垂(此标本上不一定切到)(图73)。

高倍镜观察

1. 结肠上皮和肠腺　均为单层柱状上皮,柱状细胞的纹状缘不如小肠明显。在肠上皮及腺上皮细胞间夹杂有大量杯状细胞。

2. 单管状肠腺　在切片上可被纵切成管状,或横切、斜切成几个椭圆形。肠腺的嗜银细胞在此标本上不能显示出来(需特殊染色方法方可显示)。

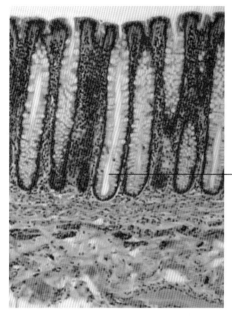

结肠腺

**图 73 结肠黏膜 HE 染色 低倍**

黏膜上皮为单层柱状,杯状细胞多,固有层中含有大量的结肠腺。

## 五、阑尾

**肉眼观察**

腔面不整齐的紫色层是黏膜层及近黏膜层的黏膜下层,外面环绕的粉红色部分为黏膜下层、肌层、外膜。

**低倍镜观察**

阑尾的黏膜结构类似结肠,但固有层内肠腺很少,淋巴细胞和淋巴小结则很发达,有时侵入黏膜下层,以致黏膜肌层很不完整。黏膜下层含大量淋巴组织及脂肪细胞。肌层的内环层较厚,外纵层较薄,没有结肠带。外膜为浆膜。

**高倍镜观察**

黏膜上皮及肠腺中的杯状细胞较少,黏膜肌层由于固有层及黏膜下层的淋巴组织较为发达以致断断续续很不完整。淋巴小结的生发中心及暗区、明区及帽部都很明显。

## 【实验报告】

描绘高倍镜下小肠与胃壁的组织结构。

## 【思考与练习】

1. 简述消化管壁的一般结构。
2. 试比较消化管各段黏膜结构特点。
3. 小肠内表面积三级放大结构是什么?

# 实验十三

# 消化腺

## 【实验目的】

1. 掌握　胰腺外分泌部及内分泌部(胰岛)的结构;重点观察并掌握肝小叶的结构和门管区的组成。

2. 了解　胆囊壁的结构。

## 【实验用品】

1. 实验器材　普通光学显微镜。
2. 实验标本及图片　肝切片、胆囊切片、胰腺切片。

## 【实验内容】

### 一、肝

肉眼观察

在切片边缘可见一粉红色的细线,即为被膜的切面,实质中可见许多小腔多为肝内血管切面。

低倍镜观察

1. 被膜　由致密结缔组织组成。

2. 肝小叶　呈多边形或不规则形。相邻肝小叶之间结缔组织极少,因而使得肝小叶之间分界不清。各肝小叶的切面不全相同。在横断肝小叶切面,其内有一条中央静脉的横切面。肝细胞以此为中轴呈索状(或板状)向四周略呈放射状排列,称为肝板或肝索。肝板之间的腔隙为肝血窦。

3.门管区　在相邻肝小叶之间结缔组织较多的地方,其内含有小叶间动脉、小叶间静脉和小叶间胆管的切面(图74)。

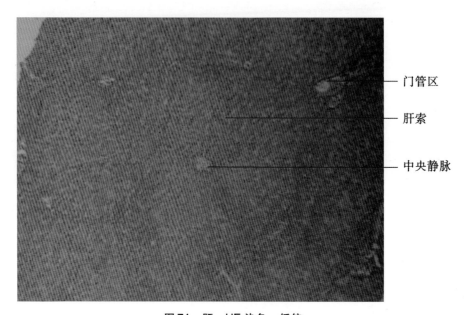

　　　　　　　　　　　　　　　——门管区

　　　　　　　　　　　　　　　——肝索

　　　　　　　　　　　　　　　——中央静脉

**图74　肝　HE 染色　低倍**

肝小叶呈多边形,以中央静脉为中轴,肝索呈放射状排列,周边有门管区。

4.小叶下静脉　也位于肝小叶之间,但是一条单独走行的小静脉,管径比中央静脉粗大,管壁较厚而且完整。

高倍镜观察

1.肝索(或肝板)　由一行或两行肝细胞组成。肝细胞的体积较大,呈多边形;细胞核呈圆形,位于中央,可见双核或多倍体核,可见核仁;细胞质呈粉红色。相邻肝细胞之间有胆小管存在(图75、图76)。

2.肝血窦　为肝板之间的空隙,窦壁衬以内皮。内皮细胞核呈扁圆形,突入肝血窦腔内。在肝血窦腔内有许多体积较大、形状不规则的、具有吞噬能力的星形细胞,为肝巨噬细胞(即库普弗细胞,在此标本中较难分辨)。肝血窦与中央静脉相通连(图75)。

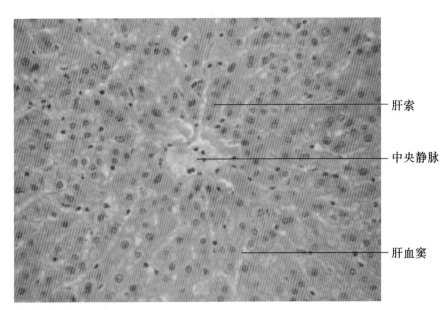

**图 75　肝小叶　HE 染色　高倍**

示中央静脉、肝索、肝血窦。

肝索

中央静脉

肝血窦

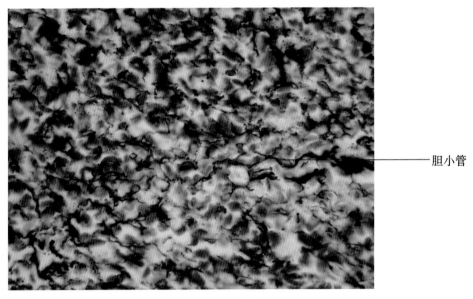

**图 76　胆小管　银染　高倍**

位于肝细胞之间，相互吻合成网。

胆小管

3.门管区　在邻近几个肝小叶之间的结缔组织内,常见下列 3 种伴行的管道(图 77)。

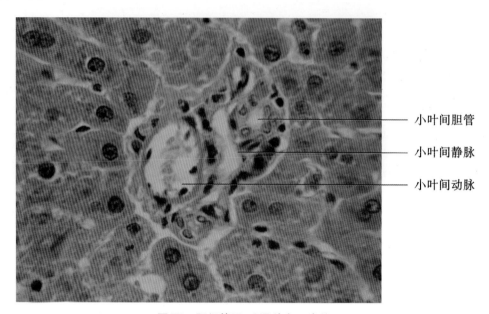

　　小叶间胆管
　　小叶间静脉
　　小叶间动脉

**图 77　肝门管区　HE 染色　高倍**

肝门管区为肝小叶之间的结缔组织区域,含有小叶间动脉、小叶间静脉和小叶间胆管。

(1)小叶间动脉:腔小壁厚,可见中膜环形平滑肌。

(2)小叶间静脉:腔大壁薄,有时可见与肝血窦相连续。

(3)小叶间胆管:管径较小,管壁衬以单层立方上皮,细胞呈立方形,胞浆清明,细胞核呈圆形,着色较深。

## 二、胆囊

肉眼观察

标本一面起伏不平,染成紫色的为胆囊腔面。另一面平直,染成粉红色的为胆囊壁的其他各层。

低倍镜观察

1.黏膜　可突出许多高矮不等且有分支的皱襞。皱襞间、上皮下陷而成黏膜窦,在切面上有时可呈封闭的腔,类似黏液腺。上皮是单层柱状细胞,固有层为薄层结缔组织,其内含有丰富的血管等。

2.肌层　由平滑肌组成。平滑肌纤维排列较稀疏,且不太规则,大致分为内环、外纵两层。

3.外膜　除与肝附着处为纤维膜外,其他部分皆为浆膜。

### 三、胰腺

**肉眼观察**

标本外形不规则,实质内大小不等的小区域,即为胰腺小叶。

**低倍镜观察**

一面可见到少量疏松结缔组织构成的被膜。小叶间结缔组织少,使小叶分隔并不明显,其内有单层矮柱状上皮所构成的小叶间导管。小叶内有腺泡及闰管和小叶内导管的切面。胰岛分散于腺泡之间,是大小不等、染色较浅的细胞团(图78)。

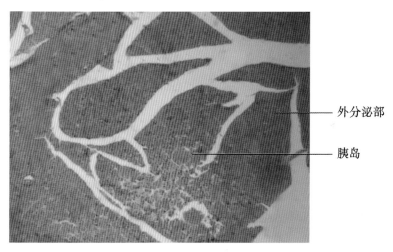

外分泌部

胰岛

**图78 胰腺 HE 染色 低倍**

胰腺由外分泌部和内分泌部组成,胰岛为内分泌细胞组成的球形细胞团,分布于腺泡之间。

**高倍镜观察**

1.腺泡 为纯浆液性腺泡。腺泡细胞呈锥体形;细胞核圆形,着紫色,位于基底部;细胞质基部呈强嗜碱性,着色较深,远端胞质含酶原颗粒,呈嗜酸性,着色较红。在腺泡腔中央常见有泡心细胞,其细胞核呈扁圆形,位置贴附在腔面,胞质着色很浅。

2.闰管 管径甚小,由单层扁平上皮或单层立方上皮围成,周围有薄层结缔组织,有时可见闰管与泡心细胞相连续。由于闰管较长,故切片内闰管的纵、横切面较多。

3.小叶内导管 位于小叶内,管腔稍大,为单层立方上皮,周围结缔组织渐增多。

4.小叶间导管 位于小叶之间,管腔较大,上皮变为矮柱状细胞,周围结缔组织更多。

5.胰岛 为散在分布于外分泌部腺泡之间的染色较浅、大小不等、形状不定的细胞团,周围被覆少量结缔组织,与腺泡相分隔。胰岛细胞呈圆形、椭圆形或多边形,相互连接成索状或团状;细胞核呈圆形,位于细胞中央。在 HE 染色标本上,胰岛细胞的胞质一般呈粉红色,不易区分。有时可见胞质深粉红的是 A 细胞,它的数目较少,多位于胰岛周围部;胞质浅粉红的是 B 细胞,其数目较多,多居于胰岛中部。在细胞团、索之间有丰富的毛细血管(图 79)。

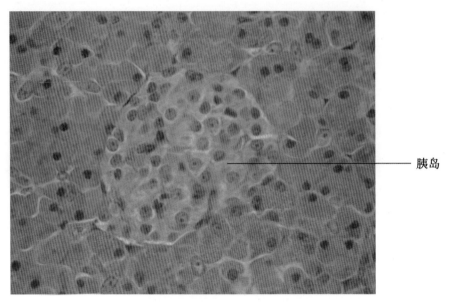

图 79　胰岛　HE 染色　高倍

胰岛染色浅,由内分泌细胞及丰富的毛细血管构成。

## 【实验报告】

描绘高倍镜下肝小叶与门管区的组织结构。

## 【思考与练习】

1. 胰腺外分泌部的形态结构特点是什么? 胰岛的组成及功能如何?
2. 肝小叶的组成及功能如何?
3. 试述门管区内的管道形态特点及来历。

# 实验十四

# 免疫系统

【实验目的】

掌握淋巴结的组织结构特点、脾的组织结构特点。

【实验用品】

1. 实验器材　普通光学显微镜。
2. 实验标本及图片　淋巴结切片、脾切片、胸腺切片。

【实验内容】

## 一、淋巴结

### 肉眼观察

淋巴结是豆形的实性器官。表面有薄层被膜,染成粉红色。内部是实质,分为皮质和髓质,可根据部位和染色的不同来区分。皮质位于被膜下;实质的周边部分着深蓝紫色;髓质位于皮质的深方;实质的中央部分着浅蓝紫色。有的标本在淋巴结的一侧有凹陷而无皮质结构,该处为淋巴结门。

### 低倍镜观察

见图80。

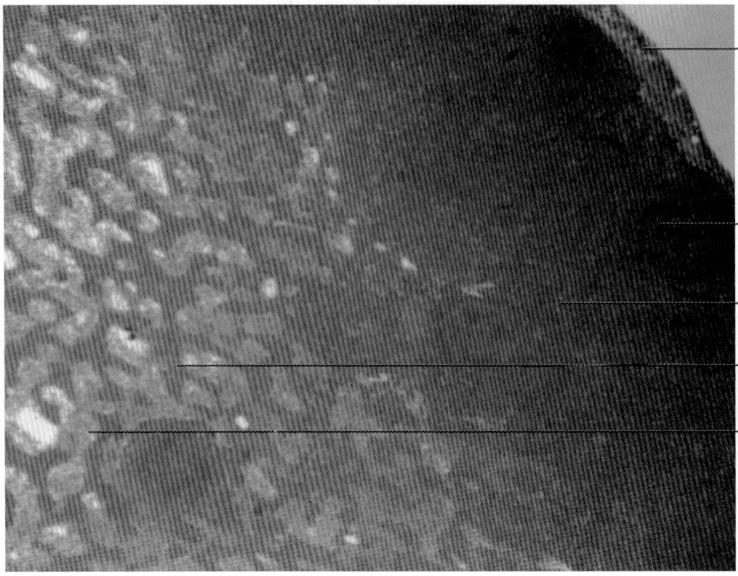

图80 淋巴结 HE 染色 低倍
示淋巴结表面被膜、浅层皮质淋巴小结、副皮质区、髓索和髓窦。

1. 被膜 被膜由较致密的结缔组织组成。可见粉红色索状结缔组织自被膜伸到实质内,形成小梁,它们构成实质的粗的网架结构。小梁粗细不等,在切片中可被切成长条形、圆形、椭圆形,或分支状。小梁内可见血管切面。

2. 皮质

(1)淋巴小结:位于浅层皮质,是由密集的 B 淋巴细胞构成的球形结构,多呈单层分布。小结中央着色较浅,称生发中心,其内侧份为暗区,外侧份为明区。明区顶端覆盖有一半月形小淋巴细胞层,染色深,称小结帽。

(2)副皮质区:又称为胸腺依赖区。为分布于淋巴小结之间和皮质深层的弥散淋巴组织,以小淋巴细胞为主,呈弥散分布。

(3)皮质淋巴窦(皮窦):分布于被膜与淋巴组织之间(被膜下淋巴窦)和小梁与淋巴组织之间(小梁周窦)。

3. 髓质

(1)淋巴索(髓索):是由密集的淋巴组织构成的条索状结构,彼此相连。在切片中,淋巴索着深蓝紫色,粗细不等,形状不规则,可呈长条形或分支状。淋巴索内亦可见血管切面。

(2)髓质淋巴窦(髓窦):明显可见,为走行于淋巴索之间和淋巴索与小梁之间的浅色区域,其形状迂曲,窦腔较宽,并且分支吻合成网。

高倍镜观察

1. 皮质 见图81。

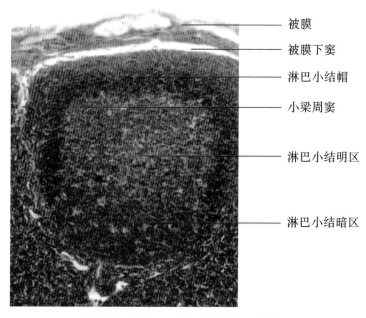

被膜
被膜下窦
淋巴小结帽
小梁周窦
淋巴小结明区
淋巴小结暗区

**图81　淋巴结皮质　HE 染色　高倍**

（1）淋巴小结：小结帽的细胞为小淋巴细胞，细胞核小，呈圆形或肾形；核膜及染色质清楚，但核仁小而不明显；细胞质很窄且着色浅，因而细胞轮廓不易看清。在生发中心，主要是体积较大的、圆形的大淋巴细胞和中等淋巴细胞，它们的细胞核大，呈圆形或卵圆形，而且核仁明显；细胞质较宽，嗜碱性强。

（2）副皮质区：以小淋巴细胞为主，呈弥散分布。此区可见毛细血管后微静脉，其内皮较高，呈立方形，细胞核椭圆形，偶可见淋巴细胞穿过内皮。

2. 髓质

（1）髓索：宽且嗜碱性强，细胞核圆形，染色质呈车轮状排列。另外，在髓索内可见扁平内皮细胞围成的毛细血管后微静脉。

（2）髓窦：窦壁由内皮细胞围成，附于淋巴索及小梁表面。内皮细胞核呈扁椭圆形，细胞质很薄。窦腔内分布着星状多突的网状细胞，其细胞核较大，呈圆形或椭圆形，细胞质弱嗜酸性。网状细胞以胞突彼此相连，在网眼内可见少量游离的淋巴细胞及巨噬细胞。巨噬细胞的胞体较大，呈卵圆形；细胞核较大，呈圆形，细胞质较宽，嗜酸性较强。

## 二、脾

肉眼观察

标本染色不均，其内深蓝色的小点状结构为白髓，周围染成粉红色的结构为红髓。

低倍镜观察

1. 被膜与小梁　被膜呈粉红色，由较厚的致密结缔组织构成，内含少量平滑肌纤维，表面覆有间皮。被膜向实质内深入形成大小不等的粉红色小梁，有的可见小梁动脉和小梁静脉。

2. 白髓　包括淋巴小结和动脉周围淋巴鞘。

（1）淋巴小结：为白髓内较大的部分，为初级淋巴小结或次级淋巴小结。

（2）动脉周围淋巴鞘：位于淋巴小结一侧，是围绕在中央动脉周围的薄层弥散淋巴组织。

（3）边缘区：位于白髓的周围，和红髓交界的区域。

3. 红髓　包括脾索和脾血窦。

（1）脾索：为富含血细胞的条索状淋巴组织，互相连接成网。

（2）脾血窦：为位于脾索之间的不规则腔隙，内含血细胞。

高倍镜观察

见图82。

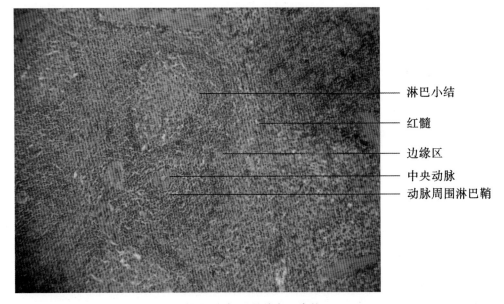

图82　脾　HE 染色　高倍

白髓包括动脉周围淋巴鞘和淋巴小结，红髓包括脾索和脾血窦，白髓和红髓交界区为边缘区。

1. 白髓

（1）淋巴小结：境界清晰，次级淋巴小结可分明区、暗区和小结帽。初级淋巴小结无生发中心。

（2）动脉周围淋巴鞘：中央动脉为典型的微动脉结构，周围为薄层弥散淋巴组织，与周围界限不清。

（3）边缘区：此区内有来自中央动脉的边缘窦。

2. 红髓

（1）脾索：内含淋巴细胞、浆细胞、巨噬细胞和血细胞。

（2）脾血窦：内皮细胞呈杆状，窦腔内有血细胞和巨噬细胞。

### 三、胸腺

肉眼观察

标本呈椭圆形,表面为染成红色的结缔组织被膜,实质为不完全分隔的胸腺小叶,周围染色深的为皮质,中央染色浅的为髓质。

低倍镜观察

见图83。

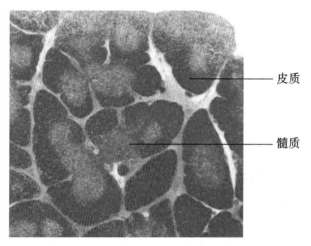

**图83　胸腺　HE染色　低倍**
胸腺小叶不完全分隔,髓质相连,皮质染色深,髓质染色浅。

1. 被膜与小叶间隔　表面有薄层结缔组织构成的被膜,被膜深入实质形成小叶间隔,将实质分隔成许多不完整的小叶。

2. 皮质　位于小叶周围,细胞密集,染色较深。

3. 髓质　位于小叶中央,相互连接,细胞较少,染色较浅,可见特征性结构胸腺小体。

高倍镜观察

1. 皮质　胸腺细胞多,胸腺上皮细胞少。

2. 髓质　胸腺细胞少,胸腺上皮细胞多,胸腺小体为多层胸腺上皮细胞呈同心圆排列而成,上皮细胞呈向心性角化趋势,越往中心嗜酸性越强(图84)。

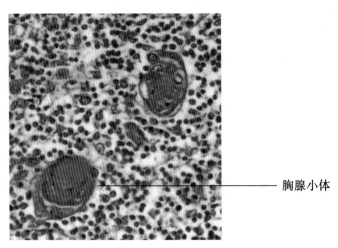

胸腺小体

**图84　胸腺髓质　HE 染色　高倍**
髓质内可见特征性结构胸腺小体。

## 【实验报告】

描绘高倍镜下胸腺、淋巴结与脾的组织结构。

## 【思考与练习】

1. 淋巴结与脾的组织结构有何异同?
2. T 淋巴细胞和 B 淋巴细胞在淋巴结和脾内的分布如何?

# 实验十五

# 泌尿系统

## 【实验目的】

1. 掌握  肾的结构,肾小体、肾小管各段、集合小管的形态特征及其相互关系。
2. 了解  膀胱的结构和输尿管的组织结构。

## 【实验用品】

1. 实验器材  普通光学显微镜。
2. 实验标本及图片  肾切片、膀胱切片、输尿管切片。

## 【实验内容】

### 一、肾

肉眼观察

切片的染色深浅不同,染色较深的边缘部为皮质,其深部染色较浅者为髓质(肾锥体)。有的标本可见在肾锥体旁有染色深的肾柱,为介入锥体之间的皮质部分。

低倍镜观察

1. 被膜  被覆在肾的表面,是由致密结缔组织构成的纤维膜。
2. 皮质  在被膜以下,可见大小不等、形状不一的小管切面和分布在其中的呈球形的肾小体。皮质分为皮质迷路和髓放线。

(1)皮质迷路:由肾小体和肾近端小管曲部、远端小管曲部构成。肾小体呈圆球状,由血管球(毛细血管网)和肾小囊(由单层上皮构成的盲囊)组成。肾小体的周围为肾小管的切面,呈圆形、弧形等形状。

(2)髓放线:由一些平行排列的直行管道聚集而成,位于皮质迷路之间,包括肾近端小管直部、远端小管直部和集合小管,向外可达皮质表面,向内伸入髓质并构成肾锥体。在皮质内有小动、静脉的切面。

3. 髓质　主要由肾锥体组成,可见平行的直行管道自肾锥体底部伸向肾乳头,肾乳头突向肾小盏内。髓质包括髓袢和集合小管。细段之间有细小的血管为直小血管。若标本切到肾锥体之间的肾柱,则构造与皮质相同。在皮质与肾锥体之间可见较大的血管为弓形血管的切面。

高倍镜观察

1. 皮质迷路　见图85。

(1)肾小体:切面呈圆形,由血管球和肾小囊组成。偶见有入球微动脉和出球微动脉出入的血管极或与近端小管曲部相连的尿极。①血管球:为一团毛细血管网。内皮、肾小囊脏层及球内系膜细胞不易分辨。②肾小囊:分壁层和脏层。壁层为单层扁平上皮。脏层紧贴在血管球的毛细血管外面,为足细胞,与内皮细胞不易区分。脏、壁两层细胞之间为一腔隙,即肾小囊腔,容纳滤过的原尿。在肾小体附近,有时可见到入球或出球微动脉的切面。

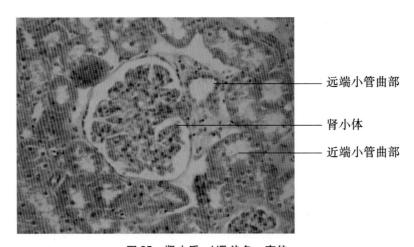

远端小管曲部

肾小体

近端小管曲部

**图 85　肾皮质　HE 染色　高倍**

肾皮质内有肾小体、近端小管曲部和远端小管曲部。

(2)近端小管曲部:又称近曲小管,其切面数目较多,管径较粗,管腔较小,腔面凹凸不平。上皮细胞呈锥体形,细胞界限不清,细胞核圆形,细胞质嗜酸性强,细胞基部有纵纹,细胞游离面有刷状缘。

(3)远端小管曲部:又称远曲小管,与近曲小管相比较,其切面数目较少,管壁薄,管腔较大,细胞较矮呈立方形,细胞核圆形,细胞质嗜酸性较弱,细胞基部也有纵纹,但无刷状缘。

2.髓放线

(1)近端小管直部:又称近直小管,位于髓放线者为髓袢降支之粗段,构造与近曲小管相似。细胞界限不清楚,细胞呈立方或锥体形,胞质嗜酸性。腔面呈不规则状,有时呈一窄缝。

(2)远端小管直部:又称远直小管,位于髓放线者为髓袢升支之粗段,与近端小管直部相比较,管腔较大,细胞较矮小,胞质嗜酸性弱,细胞核靠近腔面。

(3)集合小管:细胞立方形或柱状,细胞核位于中央,细胞界限清楚,胞质清明。

3.致密斑　在皮质迷路寻找有血管极的肾小体,在此处可见靠近入球微动脉或出球微动脉的远曲小管,其靠近血管极一侧的上皮细胞变高、变窄,排列整齐,细胞核密集,且靠近腔面,即为致密斑(图86)。

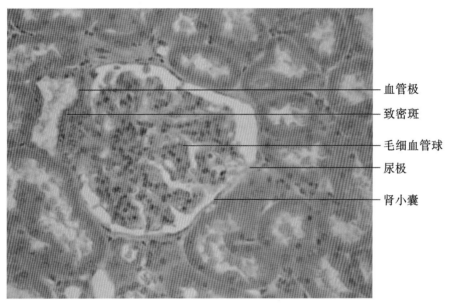

**图86　肾小体　HE 染色　高倍**
示毛细血管球、肾小囊、致密斑、血管极和尿极。

4.肾锥体:由近端小管直部、细段、远端小管直部和集合小管组成(图87)。

(1)细段:细段大部分位于髓袢降支,少部分位于髓袢升支。选择靠近肾乳头部的细段,更易观察。细段管径小,管壁为单层扁平上皮,细胞核突向管腔,细胞质染色浅,无刷状缘,细胞界限不清。观察时应注意与毛细血管区别。

(2)近端小管直部及远端小管直部:与髓放线中所见相同。

(3)集合小管:上皮细胞由立方形变为柱状,至肾乳头时细胞呈高柱状,称为乳头管,开口于肾锥体顶端,与被覆在肾乳头表面的变移上皮相连。

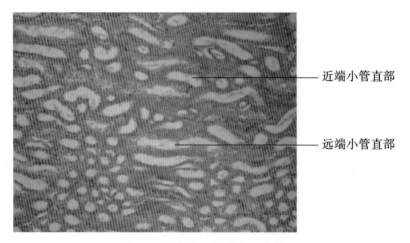

近端小管直部

远端小管直部

**图 87　肾髓质　HE 染色　高倍**

髓质内可见近端和远端小管直部及细段。

## 二、膀胱

**肉眼观察**

收缩和扩张状态膀胱组织各一块。

**低倍镜观察**

1. 扩张状态下的膀胱

（1）黏膜：由变移上皮和固有层组成。变移上皮较薄，较平。

（2）肌层：由平滑肌组成，分为内纵、中环、外纵 3 层。

（3）外膜：大部分为纤维膜，由结缔组织组成。在膀胱顶部为浆膜，即在结缔组织外面被覆一层间皮。

2. 收缩状态下的膀胱　与扩张状态的比较，黏膜有皱襞，上皮较厚。肌层变厚，肌纤维方向不清楚，不易分辨出 3 层，只有外纵平滑肌比较清楚。

## 三、输尿管

**肉眼观察**

标本呈圆形，腔小壁厚，腔面不平整。

**低倍镜观察**

见图 88。

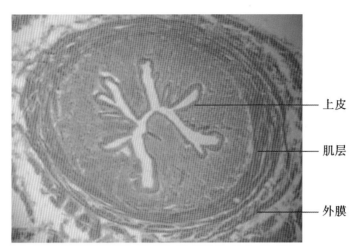

**图88　输尿管　HE 染色　低倍**

输尿管上皮为变移上皮。

1.黏膜　上皮为变移上皮。上皮下面是较为致密的结缔组织构成的固有层,内含有许多血管。

2.肌层　由平滑肌组成,标本若取自输尿管上1/3,呈内纵、外环;若取自下2/3,呈内纵、中环、外纵。

3.外膜　由结缔组织组成的纤维膜,含脂肪细胞。

## 【实验报告】

描绘高倍镜下肾单位、膀胱与输尿管的组织结构。

## 【思考与练习】

1.显微镜下根据哪些结构特征区别近端小管曲部、远端小管曲部和集合管?

2.显微镜下根据哪些结构特征确认输尿管和膀胱?

# 实验十六

## 男性生殖系统

【实验目的】

1. 掌握　睾丸、生精小管、间质细胞的组织结构特点。
3. 熟悉　附睾的组织结构特点。
3. 了解　前列腺的组织结构特点。

【实验用品】

1. 实验器材　普通光学显微镜。
2. 实验标本及图片　睾丸切片、附睾切片、前列腺切片。

【实验内容】

### 一、睾丸

肉眼观察

标本为红染卵圆形组织。

低倍镜观察

1. 被膜　即鞘膜脏层,其表面为单层扁平上皮,下方为白膜,由致密结缔组织组成。
2. 实质　可见大量生精小管的切面,生精小管之间有少量结缔组织,即睾丸间质,内有睾丸间质细胞和血管。

高倍镜观察

1. 生精小管　基膜较明显,管壁由外向内可见各级大小不等的生精细胞和支持细胞。
（1）精原细胞:紧贴基膜,圆形或椭圆形,胞体较小,染色较深。

(2)初级精母细胞:位于精原细胞的近腔侧,圆形,胞体较大,染色较浅,核大而圆、呈分裂象,染色体粗细不一。

(3)次级精母细胞:位于初级精母细胞的近腔侧,圆形,胞体较小,核圆、染色较深(因次级精母细胞存在时间较短,故不易看到)。

(4)精子细胞:位于近腔面,胞体小,处于精子形成过程中的不同时期,早期者核小而圆、染色深,中后期者核变长、变小。

(5)精子:位于管腔中,头部朝向管壁,呈卵圆形、深蓝色小点状,尾部游离于腔内。

(6)支持细胞:位于生精细胞之间,从基底面伸达腔面,细胞轮廓不清,核呈三角形或不规则形、着色浅、核仁清晰。

2.睾丸间质细胞  成群分布在生精小管之间,圆形或卵圆形,胞体较大,核圆,胞质嗜酸性(图89)。

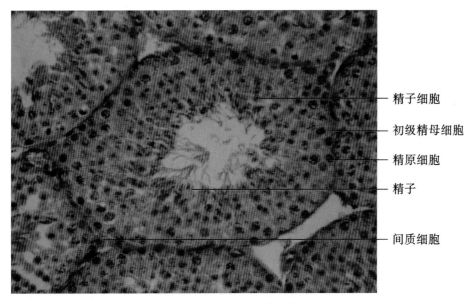

**图89 睾丸 HE染色 高倍**

生精小管由基膜向管腔处依次排列有精原细胞、初级精母细胞、精子细胞和精子;生精小管之间的结缔组织为睾丸间质,内含有间质细胞。

## 二、附睾

肉眼观察

附睾分头、体、尾3部分,头部由输出小管组成,体、尾部由附睾管组成。

低倍镜观察

切片中有大小形状不一的管腔,管腔小、形态不规则者为输出小管,管腔大、形态规则者为附睾管。

高倍镜观察

1.输出小管    上皮由高柱状纤毛细胞和低柱状细胞相间排列构成,故管腔形态不规则。

2.附睾管    上皮为假复层纤毛柱状上皮,由主细胞和基细胞组成,主细胞游离面有纤毛(图90)。

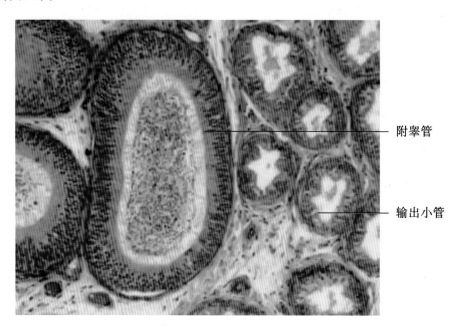

附睾管

输出小管

**图90    附睾    HE 染色    高倍**

附睾管上皮为假复层纤毛柱状上皮;睾丸输出小管上皮由高柱状纤毛细胞和低柱状细胞相间排列,故管腔不规则。

## 三、前列腺

肉眼观察

切片中央可见"<"形裂隙为尿道前列腺部之横切面。其右方有一裂隙是前列腺囊,囊之两侧还可见色深的射精管切面。这些管道周围有大小不等、形状不一的许多小腔隙,即前列腺腺泡,其余红色部位是结缔组织和平滑肌,统称为隔。

低倍镜观察

腺泡腔较大,可见上皮及结缔组织呈许多皱襞伸入腔内,致使腔面起伏不平。上皮形态不一,可为假复层柱状、单层柱状或单层立方。有些腺泡内含有前列腺凝固体,为染成红色的圆形物质,呈同心圆排列。腺泡之间的隔由结缔组织和平滑肌组成,平滑肌走行不一,含量丰富。

高倍镜观察

腺腔可见腺上皮细胞胞质游离端有染成红色的分泌小滴,为前列腺凝固体(图91)。

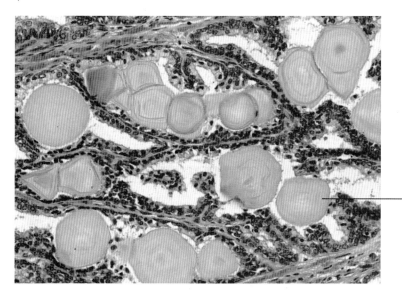

前列腺
凝固体

**图 91　前列腺　HE 染色　高倍**

腺腔不规则,腔内可见前列腺凝固体。

## 【实验报告】

描绘高倍镜下生精小管、附睾与前列腺的组织结构。

## 【思考与练习】

1. 试述生精小管中各级生精细胞的形态结构特点。
2. 试述睾丸间质细胞的形态结构特点及功能。

# 实验十七 女性生殖系统

## 【实验目的】

1. 掌握 卵巢的结构及不同发育阶段卵泡的形态结构特点。
2. 熟悉 子宫内膜不同时期的组织结构特点,从而加深对子宫内膜周期变化的理解。
3. 了解 输卵管的形态结构特点、乳腺的形态结构特点、黄体的形态结构特点。

## 【实验用品】

1. 实验器材 普通光学显微镜。
2. 实验标本及图片 卵巢切片、子宫切片、输卵管切片、乳腺切片。

## 【实验内容】

### 一、卵巢

**肉眼观察**

切片呈扁椭圆形,表面有被膜,周围皮质染色深,中央髓质染色浅。

**低倍镜观察**

1. 被膜 外表是单层扁平或立方上皮,上皮之下是白膜,为一薄层致密结缔组织。
2. 皮质 位于被膜下方,含有不同发育阶段的卵泡、黄体等。
3. 髓质 位于实质中央,为富含血管的疏松结缔组织。

高倍镜观察

1. 原始卵泡 位于皮质浅层,数量多,体积最小,由中央一个体积较大的圆形初级卵母细胞和周围一层扁平的卵泡细胞组成。

2. 初级卵泡 体积较原始卵泡增大,中央初级卵母细胞体积增大,周围卵泡细胞由单层变为多层。形态由扁平形变为立方形或矮柱状。透明带逐渐形成,为一层折光性强嗜酸性的带状结构,紧贴透明带的一层柱状卵泡细胞呈放射状排列为放射冠。卵泡周围的结缔组织增生形成卵泡膜(图92)。

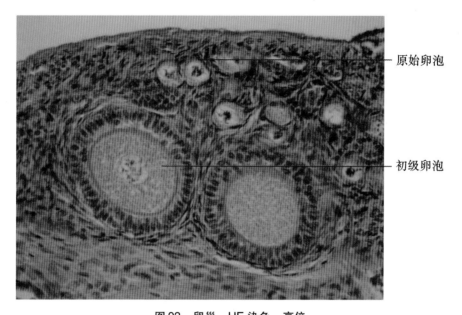

原始卵泡

初级卵泡

**图92 卵巢 HE染色 高倍**

原始卵泡数量多、体积小,卵泡细胞为单层扁平状;初级卵泡体积增大,卵泡细胞为立方形或矮柱状,有透明带和放射冠。

3. 次级卵泡 体积较初级卵泡进一步增大,卵泡腔出现,腔内可见卵泡液,初级卵母细胞、透明带、放射冠及部分卵泡细胞一起突向卵泡腔称卵丘。卵泡壁称颗粒层,卵泡细胞称颗粒细胞。卵泡膜分化为内外两层(图93)。

4. 黄体 成熟卵泡排卵后卵泡颗粒层和卵泡膜塌陷,演变为黄体,为较大的粉红色细胞团,有丰富的毛细血管。中央为颗粒黄体细胞,数量多,体积较大,呈多边形,染色较浅。周边为膜黄体细胞,体积较小,形态不规则,染色较深(图94)。

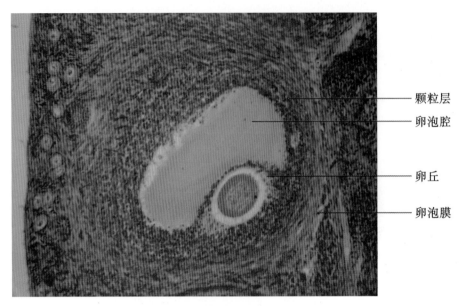

颗粒层

卵泡腔

卵丘

卵泡膜

**图93 卵巢 HE 染色 高倍**

次级卵泡有卵泡腔,初级卵母细胞、透明带、放射冠及部分卵泡细胞一起凸入卵泡腔形成卵丘,卵泡腔周围的数层卵泡细胞称颗粒层,卵泡细胞称颗粒细胞。

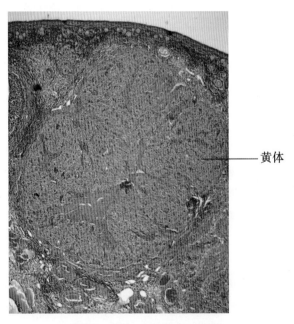

黄体

**图94 黄体 HE 染色 高倍**

排卵后卵泡颗粒层连同卵泡膜塌陷,演变成内分泌细胞团,称黄体。

## 二、子宫（增生期）

肉眼观察

表面染成紫色的一层是黏膜,染成粉红色很厚的部分是肌层。

高倍镜观察

1.子宫内膜

（1）单层柱状上皮:由分泌细胞和少量纤毛细胞组成(但纤毛很难看清)。

（2）固有层:含子宫腺,是管状腺,腺底部稍弯曲。固有层内含大量基质细胞,呈梭形或星形,细胞核卵圆形;固有层内也含有较多血管。增生期子宫的固有层不太厚,血管不多,也未充血,腺体较小、较直,腔内未见分泌物。仔细观察,可将固有层分为界限不明显的两层:功能层靠腔面,较厚,腺体的切面较少,多数是纵切面,基质细胞较分散,着色稍浅;基底层靠肌层,较薄,腺体的切面较多,多是横断或斜切面,基质细胞较密集,着色较深(图95)。

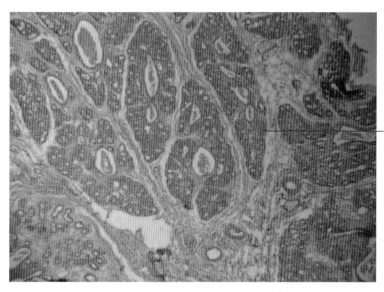

子宫腺

**图95 子宫 HE染色 高倍**

子宫内膜增生期,内膜表面为单层柱状上皮,固有层内有大量子宫腺。

2.子宫肌层 很厚,由成束的平滑肌组成,肌束之间有少量结缔组织。肌束走向较乱,互相交织,肌层分层不明显。由内向外大致分为3层:黏膜下层、中间层和浆膜下层。

（1）黏膜下层和浆膜下层:较薄,主要为纵行的平滑肌束。

（2）中间层:较厚,以环形的平滑肌束为主,有较大的血管穿行其间。

3.子宫外膜 在子宫底部和体部,为浆膜,其余部位为纤维膜。

## 三、输卵管

### 肉眼观察

切片呈圆形,管腔形态不规则。

### 低倍镜观察

管壁由内向外分为黏膜、肌层和外膜 3 层。黏膜向管腔内突起形成许多皱襞,故管腔形态不规则(图 96)。

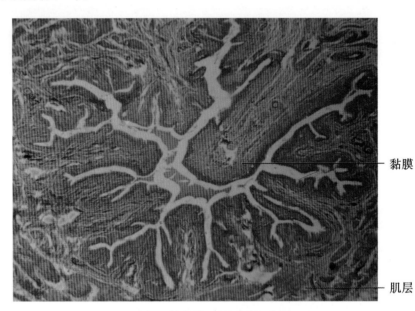

黏膜

肌层

**图 96　输卵管　HE 染色　低倍**

黏膜向管腔突出形成纵行而有分支的皱襞,肌层由平滑肌构成。

### 高倍镜观察

1. 黏膜　上皮为单层柱状,由纤毛细胞和分泌细胞组成。上皮之下为固有层,由薄层结缔组织构成。

2. 肌层　为平滑肌,分内环、外纵两层。

3. 外膜　为浆膜。

## 四、乳腺

### 低倍镜观察

妊娠后期的乳腺,小叶间结缔组织很少。小叶内腺泡很多,腺泡腔内还可见染成紫红色的乳汁。在小叶间有较大的导管(图 97、图 98)。

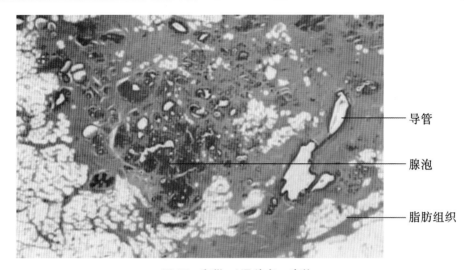

导管

腺泡

脂肪组织

**图 97　卵巢　HE 染色　高倍**

次级卵泡有卵泡腔,初级卵母细胞、透明带、放射冠及部分卵泡细胞一起凸入卵泡腔形成卵丘,卵泡腔周围的数层卵泡细胞称颗粒层,卵泡细胞称颗粒细胞。

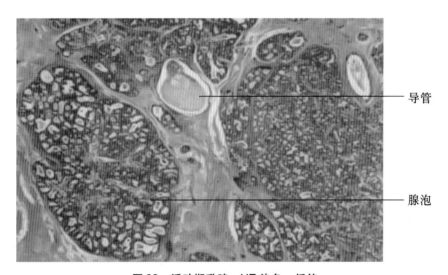

导管

腺泡

**图 98　活动期乳腺　HE 染色　低倍**

腺泡增大,内含分泌物,结缔组织和脂肪组织相对减少,导管明显扩大。

高倍镜观察

1. 腺泡　为单层柱状上皮,细胞核呈椭圆形,近游离端胞质内常出现空泡(是脂滴被溶解所致)。上皮细胞与基膜之间有肌上皮细胞(标本上不易辨认)。腔内含有乳汁,染成红色的是乳汁中的蛋白质成分,空泡是由乳汁中的脂滴溶解而形成。

2. 小叶间的导管　管腔比腺泡腔大得多,管壁由一层或两层柱状上皮细胞组成,腔内也可见到乳汁。

乳腺各小叶的分泌状态是轮替的,故各小叶腺泡细胞的形态不完全一致。

## 【实验报告】

描绘高倍镜下卵泡、子宫内膜与乳腺的组织结构。

## 【思考与练习】

1. 试述卵泡的发育过程和各级卵泡的形态结构。
2. 试述月经周期中子宫内膜组织结构的变化与卵泡发育的关系。
3. 比较不同生理期乳腺切片中组织的构成比有何不同。

# 实验十八

# 内分泌系统

【实验目的】

1. 掌握　甲状腺的组织结构特点、肾上腺皮质和髓质组织结构的特点。
2. 熟悉　垂体结构及腺垂体3种细胞的特点。

【实验用品】

1. 实验器材　普通光学显微镜。
2. 实验标本及图片　甲状腺切片、肾上腺切片、垂体切片。

【实验内容】

## 一、甲状腺

**肉眼观察**

大块染成粉红色的为甲状腺,小块染成蓝紫色的为甲状旁腺。

**低倍镜观察**

1. 被膜　由薄层结缔组织组成。
2. 实质　由许多大小不等的甲状腺滤泡构成。滤泡壁是单层立方上皮细胞,滤泡腔内充满粉红色匀质胶状物,滤泡之间的结缔组织内有丰富的血管(图99)。

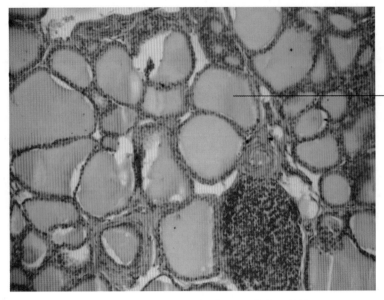

甲状腺滤泡

**图 99　甲状腺　HE 染色　低倍**

实质由大小不等的甲状腺滤泡及其间的结缔组织构成。

**高倍镜观察**

1. 甲状腺滤泡　滤泡壁的单层滤泡上皮细胞一般呈低柱状或立方形(随功能状态不同而有高低变化)，胞质着浅色，细胞核呈圆形。滤泡腔内充满了粉红色匀质胶状物，是一种碘化的糖蛋白(甲状腺球蛋白)。

2. 滤泡旁细胞　该细胞体积较大，呈圆形或椭圆形，细胞核较大呈圆形，着色较浅，细胞质染色也较浅。细胞或嵌在滤泡壁上或成团分布于滤泡之间的间质中(图 100)。

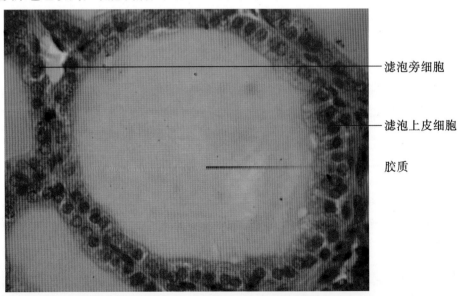

滤泡旁细胞

滤泡上皮细胞

胶质

**图 100　甲状腺　HE 染色　高倍**

滤泡上皮细胞呈立方形，核圆形；滤泡旁细胞体积较大，呈椭圆形，染色较浅。

3. 间质　由结缔组织组成。位于甲状腺滤泡之间。其中含有丰富的毛细血管及三五成群的滤泡旁细胞。

## 二、肾上腺

肉眼观察

周围染色较深的是皮质,中间狭窄浅染区为髓质。

低倍镜观察

1. 被膜　位于表面,由结缔组织组成。被膜外附有脂肪组织。

2. 实质

(1)皮质:位于被膜下方,由于细胞排列和染色不同依次分为三带(图101)。①球状带:位于被膜之下,较薄,细胞排列成球团状。②束状带:位于球状带的内方,最厚,细胞排列成条索状。③网状带:紧靠髓质,较薄,细胞排列成网状。

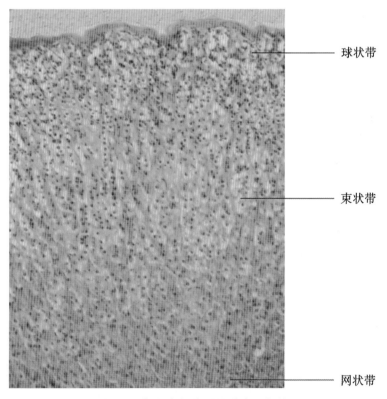

球状带

束状带

网状带

图101　肾上腺皮质　HE 染色　低倍

示肾上腺皮质球状带、束状带、网状带。

(2)髓质:位于腺体中央,较薄,染成浅棕黄色的细胞为嗜铬细胞,细胞排列呈团、索状,在髓质中央还可见到中央静脉。

**高倍镜观察**

1. 皮质

（1）球状带细胞：体积较小，呈矮柱状或立方形，细胞核呈圆形、着色深，胞质弱嗜碱性或弱嗜酸性，含少量空泡（脂滴被溶解所致）。在细胞团之间有窦样毛细血管。

（2）束状带细胞：体积较大，呈多边形或立方形，细胞核圆形、着色浅、位于中央，可见双核，细胞质若嗜酸性，着色浅，含有大量空泡（脂滴被溶解所致）。在细胞束之间有窦样毛细血管。

（3）网状带细胞：体积较束状带细胞小，呈圆形或立方形，有些细胞核固缩、染色较深，细胞质中含有少量脂滴和褐素颗粒，细胞索吻合成网状，网眼中有窦样毛细血管。

2. 髓质

（1）嗜铬细胞：体积较大，呈多边形，细胞界限不清，细胞核圆形、较大、染色浅，胞质中含有棕黄色嗜铬颗粒。细胞呈团、索状排列，其间夹有少量结缔组织及血管。

（2）交感神经节细胞：如在合适的切片部位，可见散在的、体积较大的细胞为交感神经节细胞，其胞质中含有细颗粒状的尼氏体，细胞核大、圆形、呈泡状，核仁清楚。

（3）中央静脉：管壁厚薄不匀，在较厚处纵行平滑肌束明显（图102）。

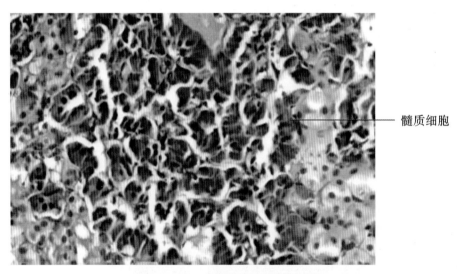

——髓质细胞

**图102　肾上腺髓质　特殊染色　高倍**

髓质细胞用铬盐处理，胞质内可见黄褐色的嗜铬颗粒，亦称嗜铬细胞。

## 三、垂体

**肉眼观察**

初步辨认垂体的组成部分：染色较深的是远侧部，染色较浅的是神经部，二者之间的是中间部。

低倍镜观察

见图 103。

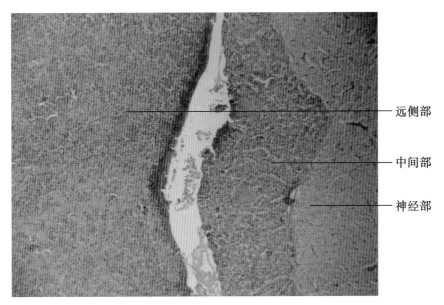

远侧部

中间部

神经部

**图 103　脑垂体　HE 染色　低倍**

示脑垂体远侧部、中间部和神经部。

1. 远侧部　又称前叶,是腺垂体的主要部分,腺细胞根据染色特点分为嗜酸性细胞、嗜碱性细胞和嫌色细胞三种。

2. 神经部　由无髓神经纤维、神经胶质细胞和血窦组成。

3. 中间部　位于远侧部和神经部之间,由少量嗜碱性细胞和一些大小不等的滤泡组成。

高倍镜观察

1. 远侧部　嗜酸性细胞数量较多,呈圆形或卵圆形,胞质内含许多粗大的嗜酸性颗粒;嗜碱性细胞数量较少,呈多边形或卵圆形,胞质内含嗜碱性颗粒;嫌色细胞数量最多,胞体较小,着色浅,细胞轮廓不清(图 104)。

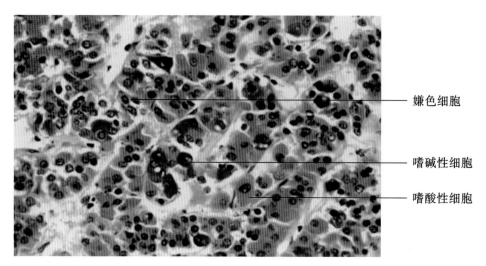

**图 104　脑垂体远侧部　HE 染色　高倍**

示远侧部嗜酸性细胞、嗜碱性细胞和嫌色细胞。

嫌色细胞

嗜碱性细胞

嗜酸性细胞

2. 神经部　无髓神经纤维呈粉红色,神经胶质细胞呈紫蓝色,赫林体呈均质红染块状(图 105)。

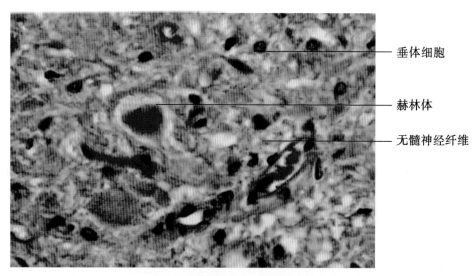

垂体细胞

赫林体

无髓神经纤维

**图 105　脑垂体神经部　HE 染色　高倍**

示赫林体、无髓神经纤维和垂体细胞。

## 【实验报告】

描绘高倍镜下甲状腺、肾上腺与垂体的组织结构。

## 【思考与练习】

1. 内分泌腺的组织结构与外分泌腺有何区别？
2. 甲状腺、肾上腺、脑垂体在结构上各有何特点？

# 实验十九
## 疏松结缔组织铺片制作与观察

## 【实验目的】

1.掌握　疏松结缔组织中的两种纤维(胶原纤维和弹性纤维)和两种细胞(成纤维细胞和巨噬细胞)的形态特点。

2.熟悉　肥大细胞和浆细胞的形态特点。

3.了解　铺片的制作过程。

## 【实验用品】

1.实验器材　普通光学显微镜。

2.实验标本及图片　疏松结缔组织铺片。

## 【实验内容】

### 一、标本制作过程

(1)活体染色:2 kg家兔,腹腔注射1%台盼蓝。

第一天:2.5 mL。

第二天:3.0 mL。

第三天:3.5 mL。

第五天:3.5 mL。

第七天:3.5 mL。

(2)麻醉动物,剪开腹腔取肠系膜铺展于蜡板上,周边用大头针钉住。

(3)新配制 10% 福尔马林固定 10~15 min。

(4)自来水冲洗数次。

(5)将蜡板放于碱性复红混合液中,40 ℃温箱内染色 15 min。

(6)水洗。

(7)95% 乙醇分色 1~2 min。

(8)水洗。

(9)放入偶氮卡红混合液,60 ℃温箱内复染 1~2 min。

(10)95% 乙醇分色 1~2 min。

(11)100% 乙醇脱水。

(12)使用二甲苯透明。

(13)将肠系膜从蜡板上取下,剪成小片,铺于载玻片上。

(14)树胶封片。

## 二、观察结果

1. 肉眼观察  一小片紫红色铺片。

2. 低倍镜观察  选择标本最薄较清晰处观察,可见棕褐色细丝状弹性纤维和粉红色束状胶原纤维交织成网,之间有散在细胞。

3. 高倍镜观察  在纤维之间可见几种细胞。

(1)巨噬细胞:圆形或不规则形,胞质内含有大小不等、分布不均的蓝色台盼蓝颗粒。

(2)肥大细胞:圆形或椭圆形,胞质中充满大小相等、分布均匀的紫色分泌颗粒。

(3)成纤维细胞:在胶原纤维附近,数量多,着色淡,有突起,细胞境界不清。

## 【实验报告】

描绘高倍镜下疏松结缔组织铺片中的细胞和纤维的形态。

## 【思考与练习】

1. 疏松结缔组织铺片与切片的制作方法有什么不同?

2. 疏松结缔组织铺片与切片的观察结果有什么不同?

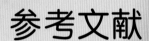

# 参考文献

[1]王琦,韩云志,潘晓丽,等.疏松结缔组织的自主性实验教学[J].解剖学杂志,2018,41(1):123-124.

[1]沈晓君.医学形态试验[M].北京:人民卫生出版社,2015.

[2]汪涛.组织学与胚胎学实验教程[M].4版.北京:中国中医药出版社,2022.

[3]黄晓芹.组织学与胚胎学[M].3版.上海:上海科学技术出版社,2018.

[4]周忠光,汪涛.组织学与胚胎学[M].5版.北京:中国中医药出版社,2021.

[5]黄河,郭家松,陈晓宇.组织学与胚胎学[M].北京:科学技术文献出版社,2019.

[6]苏衍萍.组织学与胚胎学[M].北京:中国科学技术出版社,2014.

[7]刘黎青.组织学与胚胎学[M].北京:中国中医药出版社,2015.

[8]周忠光.组织学与胚胎学[M].10版.北京:中国中医药出版社,2016.

[9]祝彼得.组织学与胚胎学[M].2版.上海:上海科学技术出版社,2012.